脳トレ 数字クイズ

集中力とひらめきを磨く！

JN096234

つちや書店

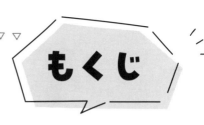

もくじ

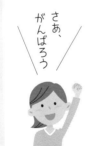

さあ、がんばろう

飽きずに解ける
18パターン全300問！

POINT ②
次のページで簡単答え合わせ！
ページをめくって答えを確認することができるので、すき間時間に気楽に取りかかることができます。

POINT ①
書いて答えて脳を活性化！
実際に書き込んでみることで、解く手順も整理されます。手を動かして脳を刺激しましょう。

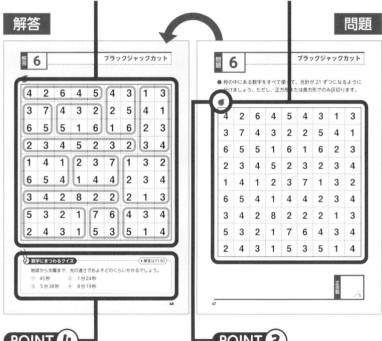

POINT ④
解説で理解を深め、クイズで知識を増やす！
「解説」では解法やテクニックを、「数字にまつわるクイズ」では博識になれる良問を、それぞれ紹介しています。

POINT ③
難問マーク！
難しい問題にはこのマークがついています。マークの数だけ難易度もアップ。解けるか腕試しをしてみましょう。

● 次の時間を計算しましょう。

① **12時間41分 + 8時間6分**

= ☐ 時間 ☐ 分

② **22時間31分 + 1時間6分**

= ☐ 時間 ☐ 分

③ **11時間16分 + 4時間27分**

= ☐ 時間 ☐ 分

④ **14時間20分 + 6時間45分**

= ☐ 時間 ☐ 分

⑤ **2時間41分 + 8時間18分**

= ☐ 時間 ☐ 分

正答数 ／5

① 12時間41分 ＋ 8時間6分

= | **20** | 時間 | **47** | 分

② 22時間31分 ＋ 1時間6分

= | **23** | 時間 | **37** | 分

③ 11時間16分 ＋ 4時間27分

= | **15** | 時間 | **43** | 分

④ 14時間20分 ＋ 6時間45分

= | **21** | 時間 | **5** | 分

⑤ 2時間41分 ＋ 8時間18分

= | **10** | 時間 | **59** | 分

> **解 説**
>
> 1時間＝60分なので、④のように20＋45は65分とせずに、1時間5分と考えましょう。

問題 **2**

● 次の時間を計算しましょう。

① **9時間31分 − 3時間17分**

= [   ] 時間 [   ] 分

② **13時間54分 − 8時間25分**

= [   ] 時間 [   ] 分

③ **18時間26分 − 3時間48分**

= [   ] 時間 [   ] 分

④ **24時間15分 − 19時間39分**

= [   ] 時間 [   ] 分

⑤ **28時間9分 − 17時間12分**

= [   ] 時間 [   ] 分

正答数 [   ] / 5

① **9時間31分 － 3時間17分**

= | **6** | 時間 | **14** | 分

② **13時間54分 － 8時間25分**

= | **5** | 時間 | **29** | 分

③ **18時間26分 － 3時間48分**

= | **14** | 時間 | **38** | 分

④ **24時間15分 － 19時間39分**

= | **4** | 時間 | **36** | 分

⑤ **28時間9分 － 17時間12分**

= | **10** | 時間 | **57** | 分

解説

③のように「分」がそのままひき算できないときは、18時間26分 ＝ 17時間86分に変換してひき算しましょう。

問題 3

● 次の時間を計算しましょう。

① 8時間45分 ＋ 6時間35分

= ☐ 時間 ☐ 分

② 12時間28分 － 9時間41分

= ☐ 時間 ☐ 分

③ 17時間5分 － 4時間9分

= ☐ 時間 ☐ 分

④ 19時間49分 ＋ 19時間49分

= ☐ 時間 ☐ 分

⑤ 21時間57分 － 13時間58分

= ☐ 時間 ☐ 分

正答数 ／5

① **8時間45分 + 6時間35分**

= $\boxed{15}$ 時間 $\boxed{20}$ 分

② **12時間28分 − 9時間41分**

= $\boxed{2}$ 時間 $\boxed{47}$ 分

③ **17時間5分 − 4時間9分**

= $\boxed{12}$ 時間 $\boxed{56}$ 分

④ **19時間49分 + 19時間49分**

= $\boxed{39}$ 時間 $\boxed{38}$ 分

⑤ **21時間57分 − 13時間58分**

= $\boxed{7}$ 時間 $\boxed{59}$ 分

解 説

⑤は「分」の計算は、「57分−58分」となり1分違いなので、60−1＝59分になることがすぐにわかります。

● 次の時間を計算しましょう。

① **3.1時間 + 2.4時間**

= ⬜ 時間 ⬜ 分

② **5.9時間 − 1.6時間**

= ⬜ 時間 ⬜ 分

③ **7.6時間 + 2.8時間**

= ⬜ 時間 ⬜ 分

④ **14.3時間 − 8.5時間**

= ⬜ 時間 ⬜ 分

⑤ **9.4時間 + 3.2時間 − 5.7時間**

= ⬜ 時間 ⬜ 分

正答数 ⬜ / 5

① **3.1時間 + 2.4時間**

= [5] 時間 [30] 分

② **5.9時間 − 1.6時間**

= [4] 時間 [18] 分

③ **7.6時間 + 2.8時間**

= [10] 時間 [24] 分

④ **14.3時間 − 8.5時間**

= [5] 時間 [48] 分

⑤ **9.4時間 + 3.2時間 − 5.7時間**

= [6] 時間 [54] 分

解 説

1時間＝60分なので、時間を分に変換するには×60をします。
「0.3時間→0.3×60＝18分」「0.9時間→0.9×60＝54分」

● 次の①～⑤の計算式にある□に「0」を書き込んで、計算式を完成させましょう。
ただし、「0」が入るのは1つだけとは限りません。

① $3\boxed{} + 3\boxed{} + 7\boxed{} = 76$

② $2\boxed{} + 9\boxed{} + 9\boxed{} = 38$

③ $5\boxed{} + 4\boxed{} + 1\boxed{} = 46$

④ $3\boxed{} + 8\boxed{} + 9\boxed{} = 92$

⑤ $5\boxed{} + 2\boxed{} + 6\boxed{} = 85$

正答数 /5

① 3 ☐ + 3 ☐ + 7 **0** = 76

② 2 **0** + 9 ☐ + 9 ☐ = 38

③ 5 ☐ + 4 **0** + 1 ☐ = 46

④ 3 ☐ + 8 **0** + 9 ☐ = 92

⑤ 5 ☐ + 2 **0** + 6 **0** = 85

解説

② 「9＋9＝18」に気づくことが必要です。

● 次の①～⑤の計算式にある□に「0」を書き込んで、計算式を完成させましょう。
ただし、「0」が入るのは1つだけとは限りません。

① $8\boxed{} - 2\boxed{} + 5\boxed{} = 56$

② $5\boxed{} - 6\boxed{} - 7\boxed{} = 37$

③ $2\boxed{} + 9\boxed{} - 6\boxed{} = 86$

④ $7\boxed{} - 5\boxed{} + 8\boxed{} = 28$

⑤ $8\boxed{} + 9\boxed{} - 9\boxed{} = 89$

正答数　／5

① $8\boxed{} - 2\boxed{} + 5\boxed{0} = 56$

② $5\boxed{0} - 6\boxed{} - 7\boxed{} = 37$

③ $2\boxed{} + 9\boxed{0} - 6\boxed{} = 86$

④ $7\boxed{0} - 5\boxed{0} + 8\boxed{} = 28$

⑤ $8\boxed{} + 9\boxed{0} - 9\boxed{} = 89$

解説

② 「5 − 6」ができないので、「50 − 6」にしなければならない
ことに気づくことが必要です。

● 次の①～⑤の計算式にある□に「0」を書き込んで、計算式を完成させましょう。
ただし、「0」が入るのは1つだけとは限りません。

① 9□ − 2□ − 4□ = 48

② 7□ − 1□ + 5□ = 65

③ 3□ + 7□ − 7□ = 66

④ 5□ − 4□ + 8□ = 54

⑤ 6□ + 2□ − 9□ = 17

正答数 ／5

① $9\ 0 - 2\ \square - 4\ 0 = 48$

② $7\ 0 - 1\ 0 + 5\ \square = 65$

③ $3\ \square + 7\ 0 - 7\ \square = 66$

④ $5\ 0 - 4\ \square + 8\ \square = 54$

⑤ $6\ \square + 2\ 0 - 9\ \square = 17$

数字にまつわるクイズ　　　　　　　　　▶解答はP189

日本にある島の数はおよそいくつでしょう。（2023年2月計数）

① 8000島　② 10000島　③ 12000島　④ 14000島

● 次の①〜⑤の計算式にある□に「0」を書き込んで、計算式を完成させましょう。

ただし、「0」が入るのは1つだけとは限りません。

① $6\ \square\ +\ 3\ \square\ \times\ 8\ \square\ =\ 84$

② $4\ \square\ -\ 2\ \square\ \times\ 5\ \square\ =\ 30$

③ $7\ \square\ \times\ 6\ \square\ +\ 5\ \square\ =\ 92$

④ $5\ \square\ -\ 4\ \square\ \times\ 3\ \square\ =\ 38$

⑤ $8\ \square\ \times\ 9\ \square\ -\ 1\ \square\ =\ 62$

正答数 ／5

19

① $6\boxed{0} + 3\boxed{} \times 8\boxed{} = 84$

② $4\boxed{0} - 2\boxed{} \times 5\boxed{} = 30$

③ $7\boxed{} \times 6\boxed{} + 5\boxed{0} = 92$

④ $5\boxed{0} - 4\boxed{} \times 3\boxed{} = 38$

⑤ $8\boxed{} \times 9\boxed{} - 1\boxed{0} = 62$

解説

①のような式でかけ算の箇所に「0」を入れると、30 × 8 = 240、3 × 80 = 240、30 × 80 = 2400と数が大きくなってしまいます。

● 次の①〜⑤の計算式にある□に「0」を書き込んで、計算式を完成させましょう。
ただし、「0」が入るのは1つだけとは限りません。

① $5\boxed{} + 3\boxed{} \div 2\boxed{} = 20$

② $7\boxed{} - 2\boxed{} \div 4\boxed{} = 65$

③ $9\boxed{} \div 3\boxed{} + 6\boxed{} = 36$

④ $4\boxed{} - 6\boxed{} \div 2\boxed{} = 10$

⑤ $8\boxed{} \div 5\boxed{} - 1\boxed{} = 15$

正答数　／5

① 5 ☐ + 3 **0** ÷ 2 ☐ = 20

② 7 **0** − 2 **0** ÷ 4 ☐ = 65

③ 9 **0** ÷ 3 ☐ + 6 ☐ = 36

④ 4 **0** − 6 **0** ÷ 2 ☐ = 10

⑤ 8 **0** ÷ 5 ☐ − 1 ☐ = 15

解説

たし算ひき算よりも先にわり算をすることに気をつけましょう。

● 次の①～⑤の計算式にある□に「0」を書き込んで、計算式を
完成させましょう。
ただし、「0」が入るのは1つだけとは限りません。

① $3\boxed{} \times 2\boxed{} \div 8\boxed{} = 75$

② $9\boxed{} \div 6\boxed{} + 9\boxed{} = 24$

③ $1\boxed{} \times 1\boxed{} - 4\boxed{} = 96$

④ $8\boxed{} - 6\boxed{} \div 5\boxed{} = 68$

⑤ $2\boxed{} \times 1\boxed{} \div 8\boxed{} = 25$

正答数 ／5

① 3 **0** × 2 **0** ÷ 8 □ = 75

② 9 **0** ÷ 6 □ + 9 □ = 24

③ 1 **0** × 1 **0** − 4 □ = 96

④ 8 **0** − 6 **0** ÷ 5 □ = 68

⑤ 2 **0** × 1 **0** ÷ 8 □ = 25

解説

①や⑤のように、かけ算とわり算が混ざった計算は前から順番に計算していくとわかりやすいです。

● ▢ の中の数字が、枠外の数字が交差したたし算の答えになっていないマスを塗りつぶしましょう。また、塗りつぶして現れた数字を答えましょう。

	9	2	5	8	1	4
9	18	11	14	17	10	13
3	11	6	8	12	5	12
6	15	9	11	16	7	9
8	17	9	13	64	9	11
4	13	8	9	12	5	16
7	16	14	12	15	8	10
2	11	0	7	10	3	8
1	10	3	6	9	2	5

答え ▶

正答数 　／1

	9	2	5	8	1	4
9	18	11	14	17	10	13
3	11	6	8	12	5	12
6	15	9	11	16	7	9
8	17	9	13	64	9	11
4	13	8	9	12	5	16
7	16	14	12	15	8	10
2	11	0	7	10	3	8
1	10	3	6	9	2	5

答え▶ **17**

解 説

かけ算をしないように注意しましょう。

● ☐ の中の数字が、枠外の数字が交差したたし算の答えになっていないマスを塗りつぶしましょう。また、塗りつぶして現れた数字を答えましょう。

	32	71	56	43	28	47	95
14	46	95	80	67	44	71	109
23	55	94	79	66	51	60	118
51	83	122	107	94	79	99	146
39	71	120	96	72	68	76	134
67	99	148	123	110	95	114	162
44	76	125	100	87	72	91	139
86	118	187	132	126	104	132	181

答え ▶

	32	71	56	43	28	47	95
14	46	95	80	67	44	71	109
23	55	94	79	66	51	60	118
51	83	122	107	94	79	99	146
39	71	120	96	72	68	76	134
67	99	148	123	110	95	114	162
44	76	125	100	87	72	91	139
86	118	187	132	126	104	132	181

答え▶ **2**

🖐 解 説

くり上がりでミスをしないように、かつ速く解くことを意識すると、集中力や注意力が鍛えられます。

● □ の中の数字が、枠外の数字が交差したたし算の答えになっていないマスを塗りつぶしましょう。また、塗りつぶして現れた漢字を答えましょう。

	42	66	19	38	51	87	43
18	60	84	37	56	69	105	61
35	77	91	45	63	68	112	78
73	115	193	92	101	124	150	116
61	103	137	90	80	121	184	104
49	91	105	68	87	100	137	92
82	124	184	101	120	133	159	125
24	66	90	43	62	75	111	67

答え ▶

	42	66	19	38	51	87	43
18	60	84	37	56	69	105	61
35	77	91	45	63	68	112	78
73	115	193	92	101	124	150	116
61	103	137	90	80	121	184	104
49	91	105	68	87	100	137	92
82	124	184	101	120	133	159	125
24	66	90	43	62	75	111	67

答え▶ 　円

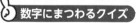

数字にまつわるクイズ　　　　　　　　　　　　▶解答はP189

エジプトにある、クフ王のピラミッドの高さはおよそ何メートルでしょう。

① 139m　② 154m　③ 182m　④ 211m

30

● ☐ の中の数字が、枠外の数字が交差したかけ算の答えになっていないマスを塗りつぶしましょう。また、塗りつぶして現れた漢字を答えましょう。

	8	7	5	3	6	4	2
1	9	8	6	4	7	5	3
9	72	63	45	12	54	36	18
4	32	28	20	7	24	16	8
7	56	14	12	11	49	27	14
6	48	42	30	13	36	24	12
5	40	35	25	10	30	20	10
3	14	17	8	6	16	7	5

答え▶

正答数 ／1

31

	8	7	5	3	6	4	2
1	9	8	6	4	7	5	3
9	72	63	45	12	54	36	18
4	32	28	20	7	24	16	8
7	56	14	12	11	49	27	14
6	48	42	30	13	36	24	12
5	40	35	25	10	30	20	10
3	14	17	8	6	16	7	5

答え▶　**王**

解説

上下左右のマスの答えと見間違えないように注意しましょう。

● □ の中の数字が、枠外の数字が交差したかけ算の答えになっていないマスを塗りつぶしましょう。また、塗りつぶして現れた数字を答えましょう。

	4	8	5	2	6	7	3
29	116	232	145	58	174	203	87
16	64	128	70	23	86	112	48
41	164	328	105	82	246	287	123
18	72	144	80	26	118	126	54
32	128	256	150	64	182	224	96
55	220	440	175	120	340	385	165
27	108	216	135	54	162	189	81

答え ▶

正答数 　／1

33

	4	8	5	2	6	7	3
29	116	232	145	58	174	203	87
16	64	128	70	23	86	112	48
41	164	328	105	82	246	287	123
18	72	144	80	26	118	126	54
32	128	256	150	64	182	224	96
55	220	440	175	120	340	385	165
27	108	216	135	54	162	189	81

答え ▶ **6**

数字にまつわるクイズ ▶ 解答はP189

質量の単位である「貫（かん）」。

では、一貫は約何kgでしょう。

① 2.25kg ② 2.75kg ③ 3.25kg ④ 3.75kg

● □ の中の数字が、枠外の数字が交差したかけ算の答えになっていないマスを塗りつぶしましょう。また、塗りつぶして現れた漢字を答えましょう。

	12	24	15	17	21	19	23
2	24	48	30	32	42	38	46
5	60	120	75	95	105	95	115
3	36	72	45	57	63	57	69
7	94	168	105	129	147	133	164
4	42	96	60	67	84	76	82
8	86	192	120	126	168	152	164
6	62	124	80	92	162	119	128

答え▶

	12	24	15	17	21	19	23
2	24	48	30	32	42	38	46
5	60	120	75	95	105	95	115
3	36	72	45	57	63	57	69
7	94	168	105	129	147	133	164
4	42	96	60	67	84	76	82
8	86	192	120	126	168	152	164
6	62	124	80	92	162	119	128

答え▶　**山**

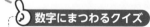

数字にまつわるクイズ　　　　　　　　　　　　　▶解答はP189

田畑の面積の単位である「反（たん）」。
では、一反はおよそ何m²でしょう。

① 550m²　　② 770m²　　③ 990m²　　④ 1100m²

● 枠の中にある数字をすべて使って、合計が 21 ずつになるように 分けましょう。ただし、正方形または長方形でのみ区切ります。

9	2	1	9	2	1	6	3
1	7	1	4	4	3	5	1
8	2	3	5	1	4	6	9
3	9	7	3	7	3	1	7
1	2	3	2	8	1	3	2
2	4	2	5	1	9	4	3
2	1	3	7	3	8	1	2
5	2	3	5	8	2	2	9

正答数 ／1

9	2	1	9	2	1	6	3
1	7	1	4	4	3	5	1
8	2	3	5	1	4	6	9
3	9	7	3	7	3	1	7
1	2	3	2	8	1	3	2
2	4	2	5	1	9	4	3
2	1	3	7	3	8	1	2
5	2	3	5	8	2	2	9

解説

1や2などの小さい数と、8や9などの大きい数が組み合わせに多いです。

● 枠の中にある数字をすべて使って、合計が 21 ずつになるように
　分けましょう。ただし、正方形または長方形でのみ区切ります。

3	4	2	3	4	1	3	3
5	5	3	2	5	1	2	4
3	1	4	3	2	3	3	1
2	4	2	3	2	2	2	3
4	3	4	1	5	3	1	4
3	5	3	2	3	2	2	1
7	4	4	3	1	3	2	3
6	4	2	2	1	2	5	4

正答数　／1

3	4	2	3	4	1	3	3
5	5	3	2	5	1	2	4
3	1	4	3	2	3	3	1
2	4	2	3	2	2	2	3
4	3	4	1	5	3	1	4
3	5	3	2	3	2	2	1
7	4	4	3	1	3	2	3
6	4	2	2	1	2	5	4

解説

四隅から「21」を作ることができる形をしぼって考えていきましょう。

● 枠の中にある数字をすべて使って、合計が 21 ずつになるように
　分けましょう。ただし、正方形または長方形でのみ区切ります。

5	3	5	2	3	1	2	2
4	2	3	2	1	2	1	5
2	1	4	5	4	3	3	6
2	1	2	6	3	7	2	2
5	3	6	2	1	1	4	5
2	4	1	5	4	5	2	1
4	7	3	8	5	7	4	4
3	2	2	6	2	2	3	1

正答数　／1

5	3	5	2	3	1	2	2
4	2	3	2	1	2	1	5
2	1	4	5	4	3	3	6
2	1	2	6	3	7	2	2
5	3	6	2	1	1	4	5
2	4	1	5	4	5	2	1
4	7	3	8	5	7	4	4
3	2	2	6	2	2	3	1

☞ **数字にまつわるクイズ**　　　　　　　　▶解答はP189

世界で最も小さい独立国であるバチカン市国。その面積はおよそ何km² でしょう。

① 0.44km²　② 0.88km²　③ 1.22km²　④ 1.44km²

● 枠の中にある数字をすべて使って、合計が 21 ずつになるように分けましょう。ただし、正方形または長方形でのみ区切ります。

3	6	2	4	3	2	2	2	1
5	7	3	2	1	4	1	3	3
8	6	4	2	5	4	2	4	3
4	2	3	3	4	7	1	6	8
3	1	4	2	1	3	5	4	3
6	2	2	2	6	1	4	5	5
5	7	3	4	3	2	5	3	4
3	1	2	1	4	2	2	4	3
2	3	4	1	2	3	5	1	5

正答数 　／1

3	6	2	4	3	2	2	2	1
5	7	3	2	1	4	1	3	3
8	6	4	2	5	4	2	4	3
4	2	3	3	4	7	1	6	8
3	1	4	2	1	3	5	4	3
6	2	2	2	6	1	4	5	5
5	7	3	4	3	2	5	3	4
3	1	2	1	4	2	2	4	3
2	3	4	1	2	3	5	1	5

♪ **数字にまつわるクイズ**　　　　▶解答はP189

バチカン市国の人口はおよそ何人でしょう。(2018年)

① 355人　② 460人　③ 525人　④ 615人

● 枠の中にある数字をすべて使って、合計が 21 ずつになるように
　分けましょう。ただし、正方形または長方形でのみ区切ります。

1	2	5	3	1	3	2	1	2
2	1	3	6	3	4	2	3	4
3	3	2	3	3	1	2	3	5
4	5	4	2	2	4	1	1	3
2	3	7	2	3	7	1	3	2
4	2	3	1	4	4	1	3	4
5	5	2	4	8	4	2	1	3
1	2	4	5	3	6	2	3	2
2	6	3	3	4	2	7	5	3

正答数　　／1

1	2	5	3	1	3	2	1	2
2	1	3	6	3	4	2	3	4
3	3	2	3	3	1	2	3	5
4	5	4	2	2	4	1	1	3
2	3	7	2	3	7	1	3	2
4	2	3	1	4	4	1	3	4
5	5	2	4	8	4	2	1	3
1	2	4	5	3	6	2	3	2
2	6	3	3	4	2	7	5	3

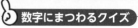

数字にまつわるクイズ

▶解答はP189

光の速さはどのくらいでしょう。

① 秒速約20万km　　② 秒速約30万km

③ 秒速約40万km　　④ 秒速約50万km

● 枠の中にある数字をすべて使って、合計が 21 ずつになるように
分けましょう。ただし、正方形または長方形でのみ区切ります。

4	2	6	4	5	4	3	1	3
3	7	4	3	2	2	5	4	1
6	5	5	1	6	1	6	2	3
2	3	4	5	2	3	2	3	4
1	4	1	2	3	7	1	3	2
6	5	4	1	4	4	2	3	4
3	4	2	8	2	2	2	1	3
5	3	2	1	7	6	4	3	4
2	4	3	1	5	3	5	1	4

正答数 　／1

4	2	6	4	5	4	3	1	3
3	7	4	3	2	2	5	4	1
6	5	5	1	6	1	6	2	3
2	3	4	5	2	3	2	3	4
1	4	1	2	3	7	1	3	2
6	5	4	1	4	4	2	3	4
3	4	2	8	2	2	2	1	3
5	3	2	1	7	6	4	3	4
2	4	3	1	5	3	5	1	4

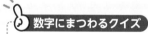

数字にまつわるクイズ　　　▶解答はP189

地球から太陽まで，光の速さでおよそどのくらいかかるでしょう。

① 45秒　　② 1分24秒

③ 5分38秒　　④ 8分19秒

● 小銭入れの中には元々1000円札2枚が入っていました。メモに書かれているものを買ったあと、小銭入れに残っている中身として正しいものは、①〜④のうち、どれでしょう。

メモ	
・雑誌	880円
・コーヒー	486円
・みりん	377円

①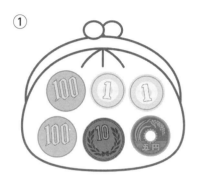

②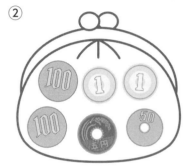

③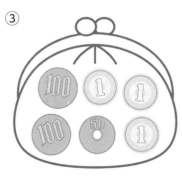

④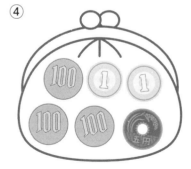

答え▶

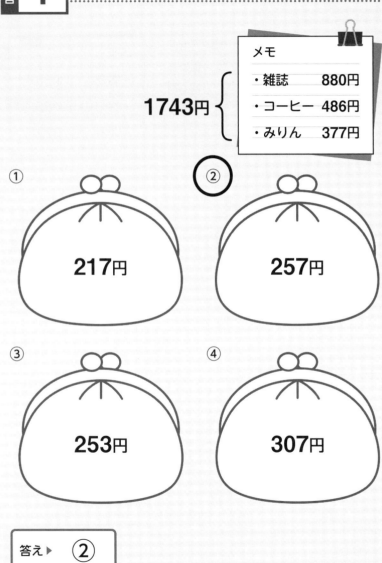

メモ

・雑誌　　880円

・コーヒー　486円

・みりん　377円

1743円

① 217円

② 257円

③ 253円

④ 307円

答え▶　②

● 小銭入れの中には元々5000円札1枚が入っていました。メモに書かれているものを買ったあと、小銭入れに残っている中身として正しいものは、①〜④のうち、どれでしょう。

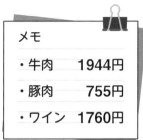

メモ

・牛肉　　1944円

・豚肉　　755円

・ワイン　1760円

①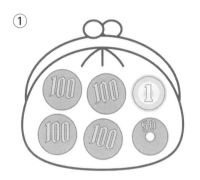

②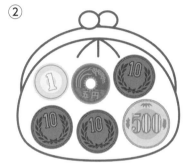

③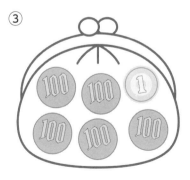

④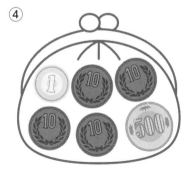

答え ▶

正答数 ／1

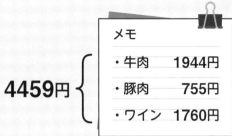

メモ

・牛肉	1944円
・豚肉	755円
・ワイン	1760円

4459円

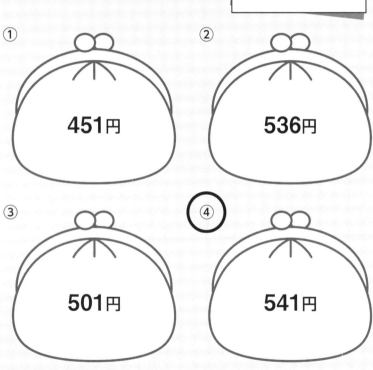

① 451円

② 536円

③ 501円

④ 541円

答え▶ ④

● 小銭入れには 1000 円札 2 枚が入っていました。2 枚のレシート
　に書かれているものを買ったあと、小銭入れに残っている中身と
　して正しいものは、①〜④のうち、どれでしょう。
　ただし、右下のクーポンを使用したものとします。

```
  レシート
・にんじん
        ¥120
・卵
        ¥210
・りんご
        ¥630

  2025/3/29
```

```
  レシート
・歯ブラシ
        ¥188
・歯磨き粉
        ¥278
・柔軟剤
        ¥618

  2025/4/2
```

COUPON
合計金額から
10%OFF
有効期間：2025 年 3 月末

①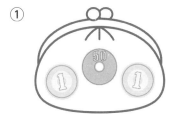

②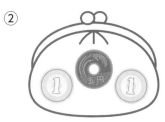

③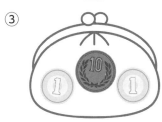

④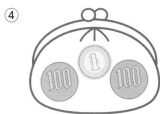

答え ▶

正答数　／1

それぞれの合計金額は

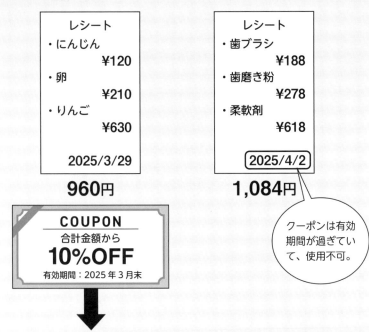

レシート
・にんじん
　　　　　¥120
・卵
　　　　　¥210
・りんご
　　　　　¥630

2025/3/29

960円

レシート
・歯ブラシ
　　　　　¥188
・歯磨き粉
　　　　　¥278
・柔軟剤
　　　　　¥618

2025/4/2

1,084円

クーポンは有効期間が過ぎていて、使用不可。

COUPON
合計金額から
10%OFF
有効期間：2025年3月末

864円

レシート2枚を合わせた合計金額は、864 + 1,084 = 1,948。
小銭入れには1000円札2枚、つまり2,000円入っていたことになるため、
2,000 − 1,948 = 52。
よって、小銭入れに残っている中身は52円だとわかります。

答え▶　①

● 小銭入れには 1000 円札 2 枚が入っていました。2 枚のレシート
に書かれているものを買ったあと、小銭入れに残っている中身と
して正しいものは、①〜④のうち、どれでしょう。
ただし、右下のクーポンを使用したものとします。

レシート
・シュークリーム 　　　　¥90×4
・チョコケーキ 　　　　¥400×2
・シャンパン 　　　　¥375
2024/12/24

レシート
・スポンジ 　　　　¥385×2
・トイレットペーパー 　　　　¥320
・ウェットシート 　　　　¥155×2
2024/12/27

COUPON
1500円以上の
お買い上げで使える！
¥1,000OFF

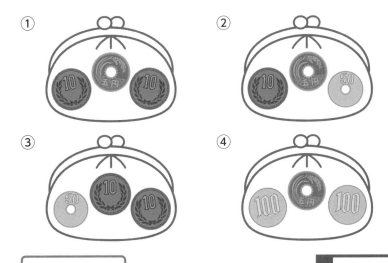

① ② ③ ④

答え ▶

それぞれの合計金額は

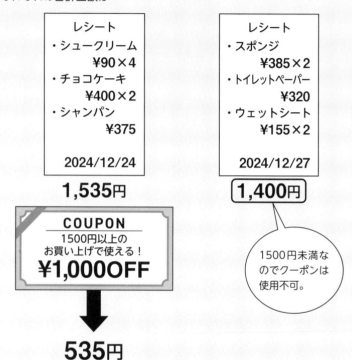

```
    レシート
・シュークリーム
        ¥90×4
・チョコケーキ
       ¥400×2
・シャンパン
        ¥375

   2024/12/24
```

1,535円

```
    レシート
・スポンジ
       ¥385×2
・トイレットペーパー
        ¥320
・ウェットシート
       ¥155×2

   2024/12/27
```

1,400円

1500円未満なのでクーポンは使用不可。

COUPON
1500円以上の
お買い上げで使える！
¥1,000OFF

535円

レシート2枚を合わせた合計金額は、535 + 1,400 = 1,935。

小銭入れには1000円札2枚、つまり2,000円入っていたことになるため、2,000 − 1,935 = 65。

よって、小銭入れに残っている中身は65円だとわかります。

答え▶ ②

問題 5　残ったお金は？

● 小銭入れには 5000 円札 1 枚が入っていました。2 枚のレシートに書かれているものを買ったあと、小銭入れに残っている中身として正しいものは、①〜④のうち、どれでしょう。
ただし、右下のクーポンをすべて使用したものとします。

レシート		レシート
・パンフレット ¥1,000		・チョコレート ¥155×4
・プラモデル ¥2,400		・生クリーム ¥285×2
・色マーカー ¥220×3		・抹茶パウダー ¥270
2024/12/7		2024/12/10

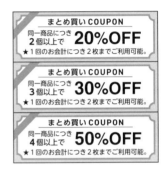

まとめ買い COUPON
同一商品につき 2個以上で 20%OFF
★1回のお会計につき 2枚までご利用可能。

まとめ買い COUPON
同一商品につき 3個以上で 30%OFF
★1回のお会計につき 2枚までご利用可能。

まとめ買い COUPON
同一商品につき 4個以上で 50%OFF
★1回のお会計につき 2枚までご利用可能。

①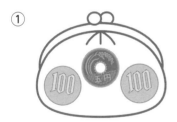

②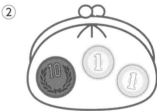

③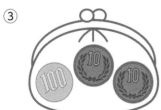

④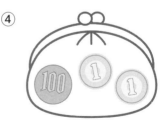

正答数　／1

57

それぞれの合計金額は

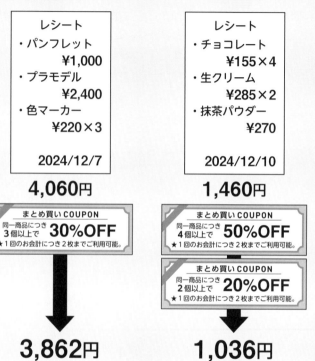

```
    レシート
・パンフレット
        ¥1,000
・プラモデル
        ¥2,400
・色マーカー
      ¥220×3

    2024/12/7
```
4,060円

```
    レシート
・チョコレート
      ¥155×4
・生クリーム
      ¥285×2
・抹茶パウダー
        ¥270

    2024/12/10
```
1,460円

まとめ買い COUPON
同一商品につき3個以上で **30%OFF**
★1回のお会計につき2枚までご利用可能。

3,862円

まとめ買い COUPON
同一商品につき4個以上で **50%OFF**
★1回のお会計につき2枚までご利用可能。

まとめ買い COUPON
同一商品につき2個以上で **20%OFF**
★1回のお会計につき2枚までご利用可能。

1,036円

レシート2枚を合わせた合計金額は、3,862 + 1,036 = 4,898。

小銭入れには5000円札1枚、つまり5,000円入っていたことになるため、

5,000 − 4,898 = 102。

よって、小銭入れに残っている中身は102円だとわかります。

答え▶　④

● Aさん、Bさん、Cさんはパーティーのためにピザ1枚と2Lの
ジュース1本を用意しました。

ピザは8等分に分け、Aさんは全体の4分の1を、BさんとCさ
んはAさんがとった残りから、3分の1ずつを食べました。

また、ジュースはピザ1切れにつき200mLずつで分けました。

ピザとジュースはそれぞれどのくらい残りましたか。解答欄に書
きましょう。

図に食べたり飲んだりしたぶんを塗ってもよいです。

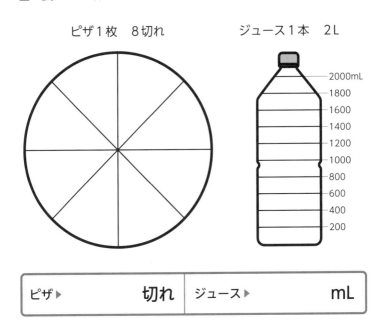

ピザ1枚　8切れ　　　　ジュース1本　2L

| ピザ ▶ | **切れ** | ジュース ▶ | **mL** |

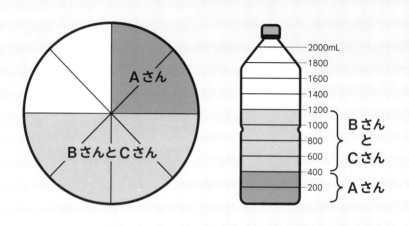

| ピザ▶ | 2 | 切れ | ジュース▶ | 800 | mL |

解説

Aさんが食べたピザは、全8切れのうちの4分の1なので、$8 \times \frac{1}{4} = 2$、つまり2切れです。合わせて、ジュースは$200 \times 2 = 400mL$。

BさんとCさんは残り6切れのピザをそれぞれ3分の1ずつ食べたので、$6 \times \frac{2}{3} = 4$、つまり4切れ食べたことになります。また、ジュースは$200 \times 4 = 800mL$。

● Aさん、Bさん、Cさんはパーティーのためにケーキを1ホール
と750mLのワイン2本を用意しました。

ケーキは12等分に分け、Aさんは全体の6分の1を、Bさんと
Cさんは Aさんがとった残りから、10分の3ずつを食べました。
また、ワインはケーキ1切れにつき150mLずつで分けました。
ケーキとワインはそれぞれどのくらい残りましたか。解答欄に書
きましょう。

図に食べたり飲んだりしたぶんを塗ってもよいです。

ケーキ1ホール　12切れ　　　　ワイン2本　1.5L

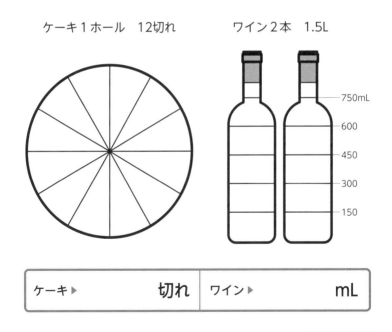

| ケーキ ▶ | 切れ | ワイン ▶ | mL |

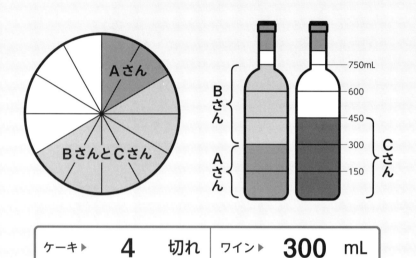

| ケーキ▶ | **4** 切れ | ワイン▶ | **300** mL |

解説

Aさんが食べたケーキは、全12切れのうちの6分の1なので、12 $\times \frac{1}{6} = 2$、つまり2切れです。合わせて、ワインは150×2 = 300mL。

BさんとCさんは残り10切れのケーキをそれぞれ10分の3ずつ食べたので、$10 \times \frac{6}{10} = 6$、つまり6切れ食べたことになります。また、ワインは150×6 = 900mL。

● 1箱6個入りのマカロンを3箱と2Lの紅茶1本を用意しました。
マカロンをAさんは全体の9分の2を取り、BさんはAさんが取った残りの7分の3、CさんはAさんとBさんが取った残りの4分の3を取りました。
また、紅茶はマカロン3個までは1個につき100mLずつ、4個以上は1個につき150mLで分けました。
マカロンと紅茶はそれぞれどのくらい残りましたか。解答欄に書きましょう。
図に食べたり飲んだりした分を塗ってもよいです。

マカロン　3箱　　　　　　　紅茶1本　2L

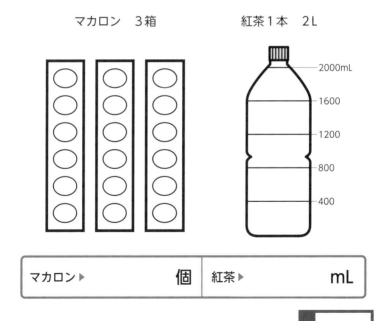

マカロン ▶	個	紅茶 ▶	mL

正答数 ／2

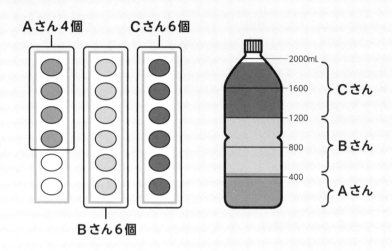

Aさん4個　　Cさん6個

Bさん6個

| マカロン▶ | **2** | 個 | 紅茶▶ | **50** | mL |

解 説

Aさんが取ったマカロンは、全18個のうちの9分の2なので、18 ×$\frac{2}{9}$＝4、つまり4個です。また、紅茶は100×3＋150×1＝ 450mL。

Bさんは残り14個のうちの7分の3を取ったので、14×$\frac{3}{7}$＝6、 つまり6個取りました。また、紅茶は100×3＋150×3＝ 750mL。

Cさんはさらに残り8個のうちの4分の3を取ったので、8×$\frac{3}{4}$＝ 6、つまり6個取りました。また、紅茶は100×3＋150×3＝ 750mL。

● 1箱15個入りのチョコレートを4箱と1Lのコーヒー2本を用意しました。

チョコレートをAさんは全体の15分の4を取り、BさんはAさんが取った残りの4分の1、CさんはAさんとBさんが取った残りの11分の7を取りました。

また、コーヒーはチョコレート10個までは1個につき30mLずつ、11個以上は1個につき50mLで分けました。

チョコレートとコーヒーはそれぞれどのくらい残りましたか。解答欄に書きましょう。

図に食べたり飲んだりした分を塗ってもよいです。

チョコレート　4箱　　　　　コーヒー2本　2L

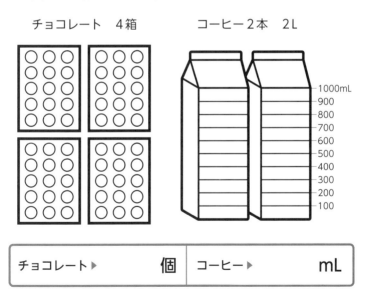

チョコレート ▶	個	コーヒー ▶	mL

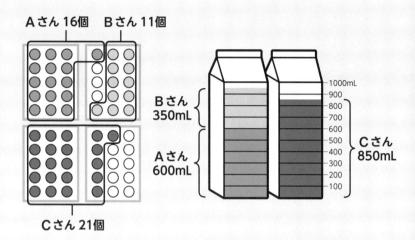

Aさん16個　Bさん11個

Bさん
350mL

Aさん
600mL

Cさん
850mL

1000mL
900
800
700
600
500
400
300
200
100

Cさん 21個

| チョコレート▶ **12** 個 | コーヒー▶ **200** mL |

解説

Aさんが取ったチョコレートは、全60個のうちの15分の4なので、$60 \times \frac{4}{15} = 16$、つまり16個です。また、コーヒーは $30 \times 10 + 50 \times 6 = 600$mL。

Bさんは残り44個のうちの4分の1を取ったので、$44 \times \frac{1}{4} = 11$、つまり11個取りました。また、コーヒーは $30 \times 10 + 50 \times 1 = 350$mL。

Cさんはさらに残り33個のうちの11分の7を取ったので、$33 \times \frac{7}{11} = 21$、つまり21個取りました。また、コーヒーは $30 \times 10 + 50 \times 11 = 850$mL。

あとに残ったのはどのくらい？

● 学校の花だんを 40 区画に分け、8 L の肥料を用意しました。

花だんを A さんは全体の 8 分の 3 を取り、B さんは A さんの 3 分の 2 を、C さんは A さんと B さんが取った残りの 5 分の 4 を取りました。

また、肥料は 1 番多く花だんを取った人は 1 区画につき 200mL、1 番少なく取った人は 1 区画につき 180mL を、2 番目に花だんを多く取った人の肥料の総量は、1 番多く取った人と 1 番少なく取った人の総量の平均です。

花だんと肥料はそれぞれどのくらい残りましたか。解答欄に書きましょう。

図に分けた分を塗ってもよいです。

花だん　40区画　　　　　　　　肥料　8 L

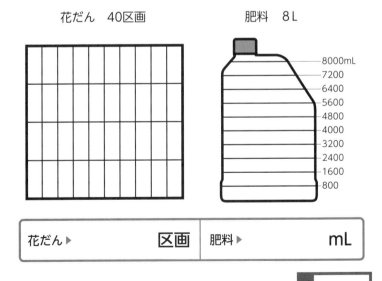

8000mL
7200
6400
5600
4800
4000
3200
2400
1600
800

| 花だん ▶ | 区画 | 肥料 ▶ | mL |

正答数 /2

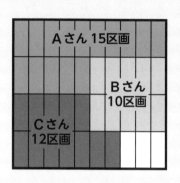

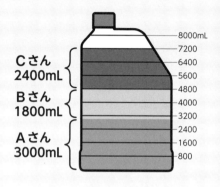

| 花だん ▶ | **3** | 区画 | 肥料 ▶ | **800** | mL |

解 説

Aさんが取った花だんは、全40区画のうちの8分の3なので、40 × $\frac{3}{8}$ = 15、つまり15区画です。

BさんはAさんが取った区画の3分の2を取ったので、15 × $\frac{2}{3}$ = 10、つまり10区画取りました。

Cさんは残り15区画のうちの5分の4を取ったので、15 × $\frac{4}{5}$ = 12、つまり12区画取りました。

また、肥料はAさんが200 × 15 = 3000mL。Bさんが180 × 10 = 1800mL、Cさんが（3000 + 1800）÷ 2 = 2400mL。

問題 6 あとに残ったのはどのくらい？

● ゲームをするために、ジョーカーを除いたトランプ 52 枚とコインを 100 枚用意しました。
Aさんは全体の 26 分の 5 を取り、Bさんは残りの 7 分の 2 を、Cさんは A さんと B さんが取った残りの 15 分の 7 を、D さんは A さん、B さん、C さんの平均分を取りました。
また、コインはそれぞれ取った数の約数の和の分だけとりました。
トランプとコインはそれぞれどのくらい残りましたか。解答欄に書きましょう。
図に分けた分を塗ってもよいです。

トランプ　52枚

コイン　100枚

トランプ▶　　　　枚	コイン▶　　　　枚

正答数　／2

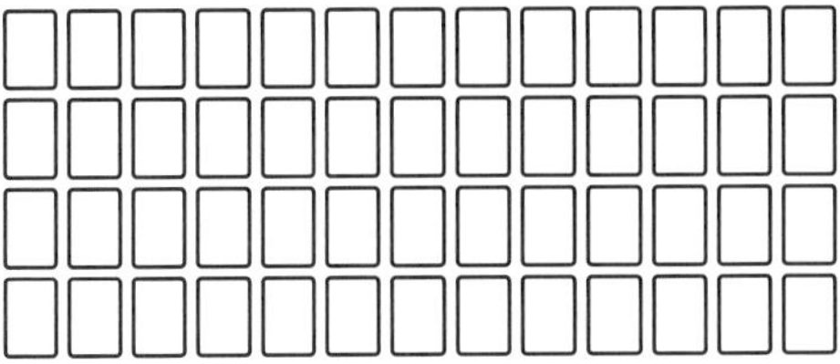

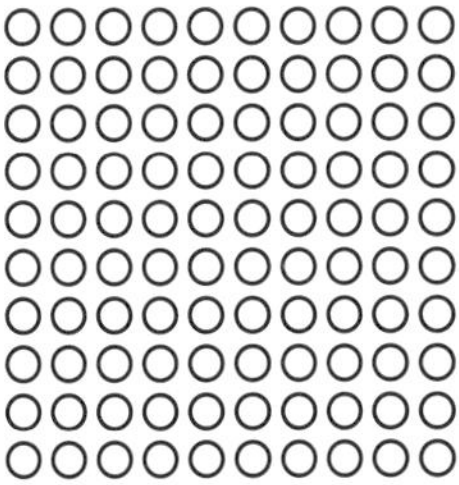

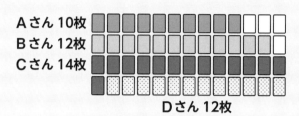

Aさん 10枚
Bさん 12枚
Cさん 14枚
Dさん 12枚

Aさん 18枚
Bさん 28枚
Cさん 24枚
Dさん 28枚

トランプ▶	**4** 枚	コイン▶	**2** 枚

解説

Aさんが取ったトランプは、全52枚のうちの26分の5なので、
$52 \times \dfrac{5}{26} = 10$(枚)。Bさんは残り42枚の7分の2を取ったので、
$42 \times \dfrac{2}{7} = 12$(枚)。Cさんは残り30枚の15分の7を取ったので、
$30 \times \dfrac{7}{15} = 14$(枚)。

コインは、Aさんが10の約数の和1＋2＋5＋10＝18(枚)。
Bさんが12の約数の和1＋2＋3＋4＋6＋12＝28(枚)。
Cさんが14の約数の和1＋2＋7＋14＝24(枚)。
DさんはBさんと同じ28(枚)。

● 隣どうしの六角形の数字をたすと、下の六角形の数になるように、A〜Lに当てはまる数を書きましょう。

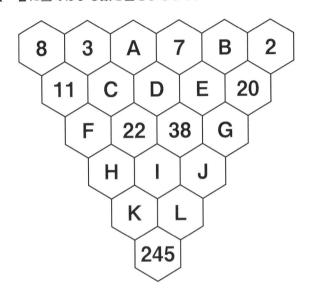

A ▶	B ▶	C ▶
D ▶	E ▶	F ▶
G ▶	H ▶	I ▶
J ▶	K ▶	L ▶

正答数 /12

```
  8    3    6    7   18    2
     11    9   13   25   20
       20   22   38   45
         42   60   83
          102  143
            245
```

A▶	6	B▶	18	C▶	9
D▶	13	E▶	25	F▶	20
G▶	45	H▶	42	I▶	60
J▶	83	K▶	102	L▶	143

 解説

　AからLまですべて順番通りに解けるとは限りません。ときには飛ばして考えてみましょう。

● 隣どうしの六角形の数字をたすと、下の六角形の数になるように、A〜Lに当てはまる数を書きましょう。

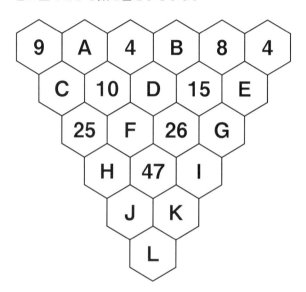

A ▶	B ▶	C ▶
D ▶	E ▶	F ▶
G ▶	H ▶	I ▶
J ▶	K ▶	L ▶

正答数　／12

9　6　4　7　8　4
15　10　11　15　12
25　21　26　27
46　47　53
93　100
193

A ▶ 6	B ▶ 7	C ▶ 15
D ▶ 11	E ▶ 12	F ▶ 21
G ▶ 27	H ▶ 46	I ▶ 53
J ▶ 93	K ▶ 100	L ▶ 193

解説

隣り合った数字が分かっているところから考えてみましょう。

● 隣どうしの六角形の数字をたすと、下の六角形の数になるように、
　A〜Kに当てはまる数を書きましょう。

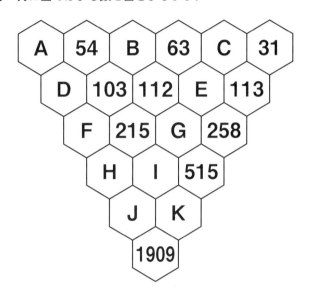

A ▶	B ▶	C ▶
D ▶	E ▶	F ▶
G ▶	H ▶	I ▶
J ▶	K ▶	

正答数　／11

| 78 | 54 | 49 | 63 | 82 | 31 |

| 132 | 103 | 112 | 145 | 113 |

| 235 | 215 | 257 | 258 |

| 450 | 472 | 515 |

| 922 | 987 |

| 1909 |

A ▶ **78**	B ▶ **49**	C ▶ **82**
D ▶ **132**	E ▶ **145**	F ▶ **235**
G ▶ **257**	H ▶ **450**	I ▶ **472**
J ▶ **922**	K ▶ **987**	

解説

ひき算で考えるときには繰り下がりの計算に気をつけましょう。

● 隣どうしの六角形の数字をたすと、下の六角形の数になるように、A〜Lに当てはまる数を書きましょう。

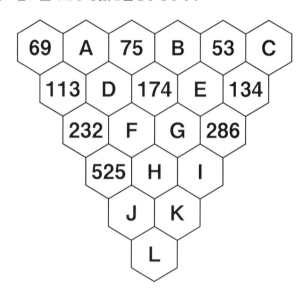

A ▶	B ▶	C ▶
D ▶	E ▶	F ▶
G ▶	H ▶	I ▶
J ▶	K ▶	L ▶

正答数 ／12

69	44	75	99	53	81

```
  69  44  75  99  53  81
   113 119 174 152 134
    232 293 326 286
     525 619 612
      1144 1231
       2375
```

A ▶	**44**	B ▶	**99**	C ▶	**81**
D ▶	**119**	E ▶	**152**	F ▶	**293**
G ▶	**326**	H ▶	**619**	I ▶	**612**
J ▶	**1144**	K ▶	**1231**	L ▶	**2375**

数字にまつわるクイズ　　　　　　　　　　▶解答は P190

「駅から徒歩1分」の道のりは、およそ何mでしょう。

① 60m　　② 80m　　③ 100m　　④ 120m

● 隣どうしの六角形の数字をたすと、下の六角形の数になるように、A〜Oに当てはまる数を書きましょう。

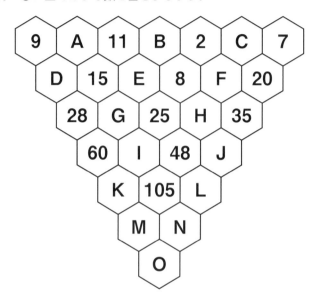

A ▶	B ▶	C ▶
D ▶	E ▶	F ▶
G ▶	H ▶	I ▶
J ▶	K ▶	L ▶
M ▶	N ▶	O ▶

正答数 ／15

A ▶	4	B ▶	6	C ▶	13
D ▶	13	E ▶	17	F ▶	15
G ▶	32	H ▶	23	I ▶	57
J ▶	58	K ▶	117	L ▶	106
M ▶	222	N ▶	211	O ▶	433

解説

列が増えると計算量が増えるので、計算するときには繰り上がり繰り下がりの計算に気をつけましょう。

● 隣どうしの六角形の数字をたすと、下の六角形の数になるように、
  A〜Oに当てはまる数を書きましょう。

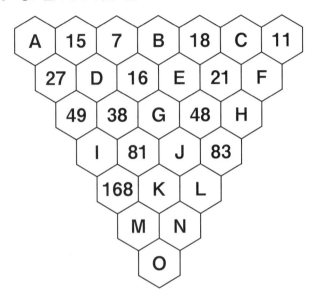

A ▶	B ▶	C ▶
D ▶	E ▶	F ▶
G ▶	H ▶	I ▶
J ▶	K ▶	L ▶
M ▶	N ▶	O ▶

正答数 /15

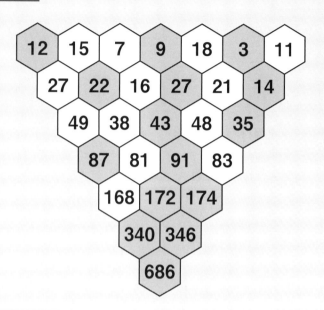

A ▶	12	B ▶	9	C ▶	3
D ▶	22	E ▶	27	F ▶	14
G ▶	43	H ▶	35	I ▶	87
J ▶	91	K ▶	172	L ▶	174
M ▶	340	N ▶	346	O ▶	686

 数字にまつわるクイズ　　　　　　　　　　　　▶解答はP190

江戸時代の「1里」はおよそ何kmでしょう。

① 2.236km　② 3.927km　③ 4.519km　④ 5.025km

● 隣どうしの六角形の数字をたすと、下の六角形の数になるように、
A～Oに当てはまる数を書きましょう。

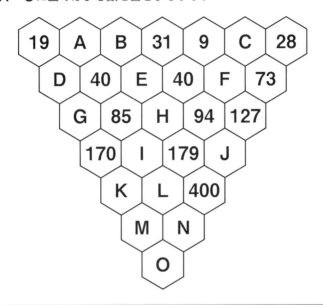

A ▶	B ▶	C ▶
D ▶	E ▶	F ▶
G ▶	H ▶	I ▶
J ▶	K ▶	L ▶
M ▶	N ▶	O ▶

正答数 /15

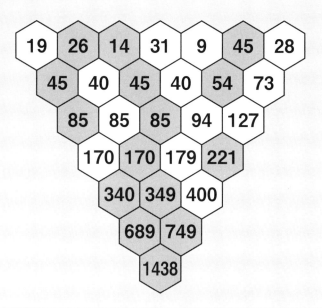

A ▶	**26**	B ▶	**14**	C ▶	**45**
D ▶	**45**	E ▶	**45**	F ▶	**54**
G ▶	**85**	H ▶	**85**	I ▶	**170**
J ▶	**221**	K ▶	**340**	L ▶	**349**
M ▶	**689**	N ▶	**749**	O ▶	**1438**

数字にまつわるクイズ　　　　　　　　　▶ 解答は P190

JIS規格で定められているトイレットペーパーの芯の内径はおよそ
何mmでしょうか。

① 13mm　② 18mm　③ 31mm　④ 38mm

● 隣どうしの六角形の数字をたすと、下の六角形の数になるように、A〜Oに当てはまる数を書きましょう。

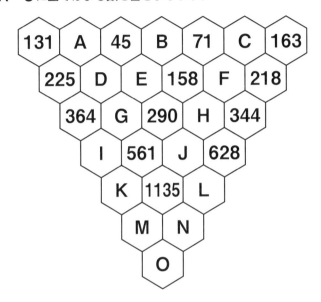

A ▶ 94	B ▶ 87	C ▶ 55
D ▶ 139	E ▶ 132	F ▶ 126
G ▶ 271	H ▶ 284	I ▶ 635
J ▶ 574	K ▶ 1196	L ▶ 1202
M ▶ 2331	N ▶ 2337	O ▶ 4668

正答数 / 15

131　94　45　87　71　55　163
225　139　132　158　126　218
364　271　290　284　344
635　561　574　628
1196　1135　1202
2331　2337
4668

A▶ 94	B▶ 87	C▶ 55
D▶ 139	E▶ 132	F▶ 126
G▶ 271	H▶ 284	I▶ 635
J▶ 574	K▶ 1196	L▶ 1202
M▶ 2331	N▶ 2337	O▶ 4668

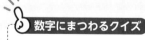

数字にまつわるクイズ　　　　▶解答はP190

東京スカイツリーの高さは何mでしょう。

① 333m　② 436m　③ 555m　④ 634m

● 1～9までの数字を1回ずつ使って、次の計算が成り立つように
しましょう。

①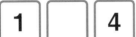

```
  1 □ 4
+ □ 5 □
───────
  □ 8 □
```

②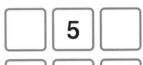

```
  □ 5 □
+ 2 3 4
───────
  □ □ □
```

③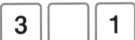

```
  3 □ 1
+ □ 8 □
───────
  □ □ 7
```

④

```
  7 □ 6
+ □ 3 □
───────
  □ □ □
```

①

```
  1  2  4
+ 6  5  9
─────────
  7  8  3
```

②

```
  6  5  7
+ 2  3  4
─────────
  8  9  1
```

③

```
  3  4  1
+ 5  8  6
─────────
  9  2  7
```

④

```
  7  4  6
+ 2  3  5
─────────
  9  8  1
```

解説

①の「4＋9」のように、繰り上がりがあることに注意する必要があります。

● 0〜8までの数字を1回ずつ使って、次の計算が成り立つように
　しましょう。

①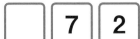

②

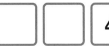

③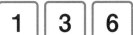

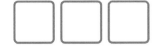

④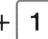

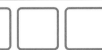

正答数 ／4

①

```
  1 7 2
+ 4 5 8
───────
  6 3 0
```

②

```
  1 2 6
+ 3 7 8
───────
  5 0 4
```

③

```
  1 3 6
+ 5 8 4
───────
  7 2 0
```

④

```
  4 2 8
+ 1 7 5
───────
  6 0 3
```

🔑 解 説

百の位に「0」を入れてはいけないことに注意しましょう。

● 1〜9までの数字を1回ずつ使って、次の計算が成り立つように
しましょう。

①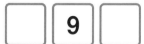

②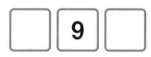

③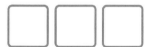
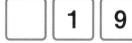

④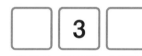

正答数 ／4

①
```
  8 9 1
-  6 5 4
  2 3 7
```

②
```
  5 9 4
-  3 7 6
  2 1 8
```

③
```
  8 7 3
-  6 5 4
  2 1 9
```

④
```
  7 3 8
-  5 4 6
  1 9 2
```

解説

①の一の位「1 − 4」のように、繰り下がりがあることに注意する
必要があります。

● 0〜8までの数字を1回ずつ使って、次の計算が成り立つように しましょう。

①

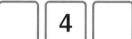

②

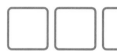

③

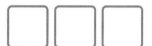

④

①
```
  5 4 0
−  3 6 8
─────────
  1 7 2
```

②
```
  6 0 3
−  4 7 5
─────────
  1 2 8
```

③
```
  7 0 2
−  5 6 4
─────────
  1 3 8
```

④
```
  4 5 0
−  1 8 3
─────────
  2 6 7
```

解説

繰り下がりが2回あることに注意する必要があります。

① 真ん中に空きがある棚に、人形計 25 体が収納されています。人形は、4辺とも合計 10 体となるように配置されています。
そこへ新しく4体が増えました。4辺が 10 体ずつのまま収まるように、スペースごとの数を調整して、配置しましょう。
ただし、1つのスペースに少なくとも1体は入れることとします。

5体	3体	2体
1体	計 25体	4体
4体	2体	4体

		2体
	計 29体	4体
	2体	

② 真ん中に空きがある棚に、人形計 25 体が収納されています。人形は、4辺とも合計 10 体となるように配置されていました。
しかし、うち1体が壊れました。4辺が 10 体ずつのまま収まるように、スペースごとの数を調整して、配置しましょう。
ただし、1つのスペースに少なくとも1体は入れることとします。

5体	3体	2体
1体	計 25体	4体
4体	2体	4体

5体		
1体	計 24体	
	2体	

正答数　　/2

①

5体	3体	2体
1体	計 25体	4体
4体	2体	4体

1体	7体	2体
5体	計 29体	4体
4体	2体	4体

②

5体	3体	2体
1体	計 25体	4体
4体	2体	4体

5体	2体	3体
1体	計 24体	3体
4体	2体	4体

解説

10になる3つの数の組み合わせを適当にならべても、合計数字と一致するかという計算をすると答えは1通りしかありません。

① 真ん中に空きがある棚に、人形計 25 体が収納されています。人形は、4 辺とも合計 10 体となるように配置されています。
そこへ新しく 3 体が増えました。4 辺が 10 体ずつのまま収まるように、スペースごとの数を調整して、配置しましょう。
ただし、1 つのスペースに少なくとも 1 体は入れることとします。

3体	4体	3体
3体	計 25体	2体
4体	1体	5体

3体	4体	
3体	計 28体	

② 真ん中に空きがある棚に、人形計 25 体が収納されています。人形は、4 辺とも合計 10 体となるように配置されています。
しかし、うち 2 体が壊れました。4 辺が 10 体ずつのまま収まるように、スペースごとの数を調整して、配置しましょう。
ただし、1 つのスペースに少なくとも 1 体は入れることとします。

3体	4体	3体
3体	計 25体	2体
4体	1体	5体

		3体
	計 23体	
4体		

正答数 ／2

①

3体	4体	3体
3体	計25体	2体
4体	1体	5体

3体	4体	3体
3体	計28体	5体
4体	4体	2体

②

3体	4体	3体
3体	計25体	2体
4体	1体	5体

5体	2体	3体
1体	計23体	2体
4体	1体	5体

解説

②23体を4辺とも合計10体ずつ収納するには、上段真ん中と下段真ん中の和、左列真ん中と右列真ん中の和がともに3体にならなければなりません。

① 真ん中に空きがある棚に、人形計 30 体が収納されています。人形は、4辺とも合計 10 体となるように配置されています。
そこへ新しく4体が増えました。4辺が 10 体ずつのまま収まるように、スペースごとの数を調整して、配置しましょう。
ただし、1つのスペースに少なくとも1体は入れることとします。

6体	2体	2体
3体	計 30体	7体
1体	8体	1体

	計 34体	7体
	8体	1体

② 真ん中に空きがある棚に、人形計 30 体が収納されています。人形は、4辺とも合計 10 体となるように配置されています。
しかし、うち3体が壊れました。4辺が 10 体ずつのまま収まるように、スペースごとの数を調整して、配置しましょう。
ただし、1つのスペースに少なくとも1体は入れることとします。

6体	2体	2体
3体	計 30体	7体
1体	8体	1体

6体		2体
	計 27体	
1体		

正答数　　／2

①

6体	2体	2体
3体	計30体	7体
1体	8体	1体

2体	6体	2体
7体	計34体	7体
1体	8体	1体

②

6体	2体	2体
3体	計30体	7体
1体	8体	1体

6体	2体	2体
3体	計27体	4体
1体	5体	4体

解 説

②27体を4辺とも合計10体ずつ収納するには、上段真ん中と下段真ん中の和、左列真ん中と右列真ん中の和がともに7体にならなければなりません。

問題 4

① 真ん中に空きがある棚に、人形計 30 体が収納されています。人形は、4辺とも合計 10 体となるように配置されています。
そこへ新しく5体が増えました。4辺が 10 体ずつのまま収まるように、スペースごとの数を調整して、配置しましょう。
ただし、1つのスペースに少なくとも1体は入れることとします。

5体	3体	2体
4体	計 30体	6体
1体	7体	2体

		2体
	計 35体	

② 真ん中に空きがある棚に、人形計 30 体が収納されています。人形は、4辺とも合計 10 体となるように配置されています。
しかし、うち7体が壊れました。4辺が 10 体ずつのまま収まるように、スペースごとの数を調整して、配置しましょう。
ただし、1つのスペースに少なくとも1体は入れることとします。

5体	3体	2体
4体	計 30体	6体
1体	7体	2体

		2体
	計 23体	
1体		

正答数 　/2

①

5体	3体	2体
4体	計 30体	6体
1体	7体	2体

1体	7体	2体
8体	計 35体	7体
1体	8体	1体

②

5体	3体	2体
4体	計 30体	6体
1体	7体	2体

7体	1体	2体
2体	計 23体	1体
1体	2体	7体

解説

①35体を4辺とも合計10体ずつ収納するには、上段真ん中と下段真ん中の和、左列真ん中と右列真ん中の和がともに15体にならなければなりません。1つのスペースには最大8体しか収納できないので、その組み合わせは7＋8に限られます。

● 以下のルールに従って、 ☐ を分けましょう。

　・マスが余らないように、正方形または長方形に分けます。

　・ ☐ の中にある数字は、正方形または長方形に含まれるマスの数を表し、1つの正方形または長方形の中には、必ず数字が1つ入ります。

　・同じマスを同時に使うことはできません。

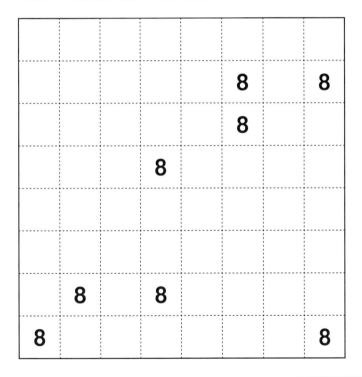

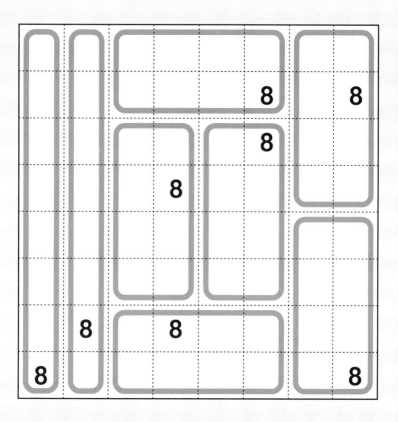

解説

　8で分けるためには、「1×8」の細長い長方形か、「2×4」の長方形かのどちらかになります。

● 以下のルールに従って、□ を分けましょう。

　・マスが余らないように、正方形または長方形に分けます。

　・□ の中にある数字は、正方形または長方形に含まれるマスの数を表し、1つの正方形または長方形の中には、必ず数字が1つ入ります。

　・同じマスを同時に使うことはできません。

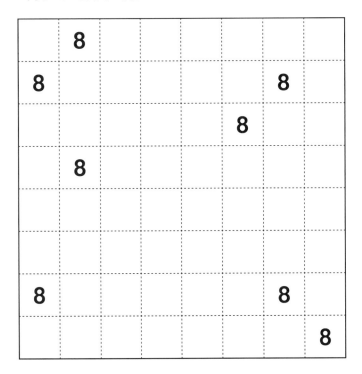

正答数 ／1

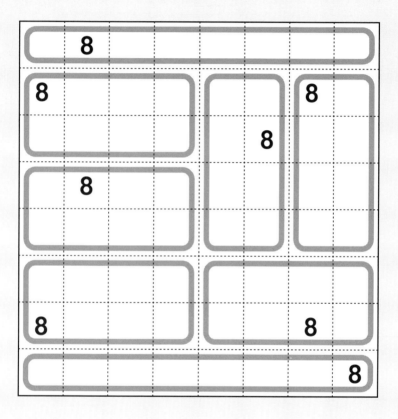

解 説

「8」が近くに配置されているところから考えていきましょう。

● 以下のルールに従って、□□を分けましょう。

・マスが余らないように、正方形または長方形に分けます。

・□□の中にある数字は、正方形または長方形に含まれるマスの数を表し、1つの正方形または長方形の中には、必ず数字が1つ入ります。

・同じマスを同時に使うことはできません。

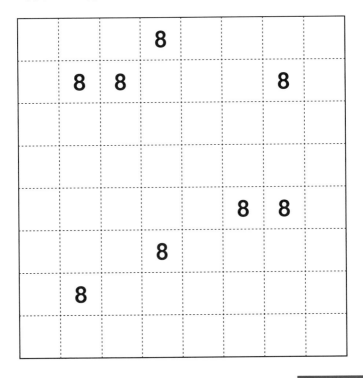

正答数　　／1

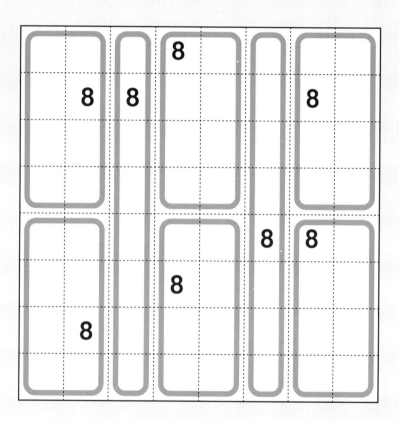

 解説

四隅から考えていくと答えが出しやすいです。

● 以下のルールに従って、□□□ を分けましょう。

　・マスが余らないように、正方形または長方形に分けます。

　・□□□ の中にある数字は、正方形または長方形に含まれるマスの数を表し、1つの正方形または長方形の中には、必ず数字が1つ入ります。

　・同じマスを同時に使うことはできません。

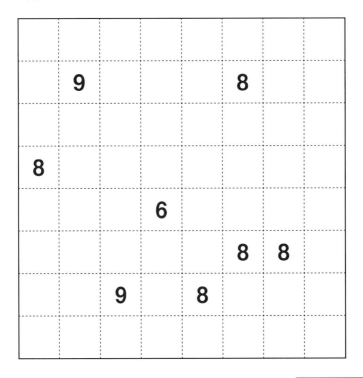

正答数　／1

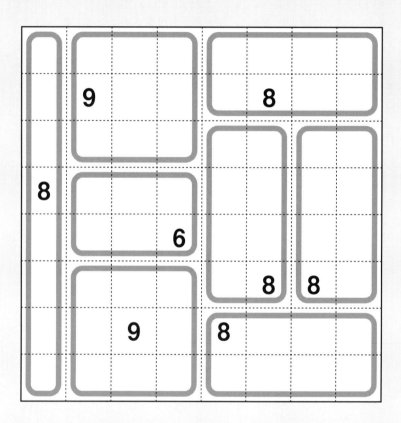

 解説

「9」は3×3の正方形しかつくることができません。

● 以下のルールに従って、[　　]を分けましょう。

・マスが余らないように、正方形または長方形に分けます。

・[　　]の中にある数字は、正方形または長方形に含まれるマスの数を表し、1つの正方形または長方形の中には、必ず数字が1つ入ります。

・同じマスを同時に使うことはできません。

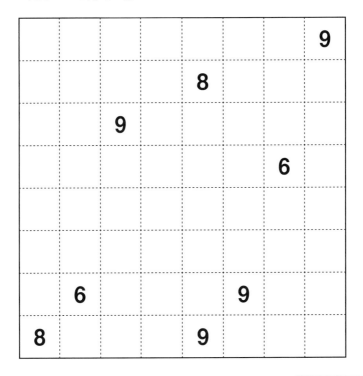

正答数　／1

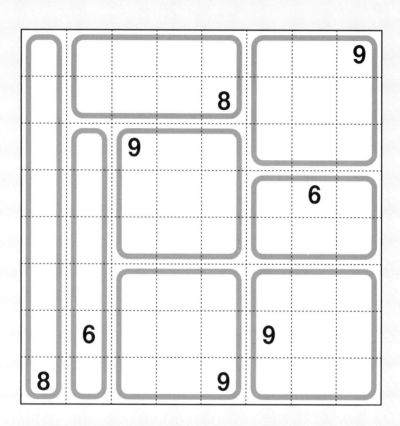

 解 説

「6」は2×3と1×6の長方形をつくることができます。

● 以下のルールに従って、□□□ を分けましょう。

・マスが余らないように、正方形または長方形に分けます。

・□□□ の中にある数字は、正方形または長方形に含まれるマスの数を表し、1つの正方形または長方形の中には、必ず数字が1つ入ります。

・同じマスを同時に使うことはできません。

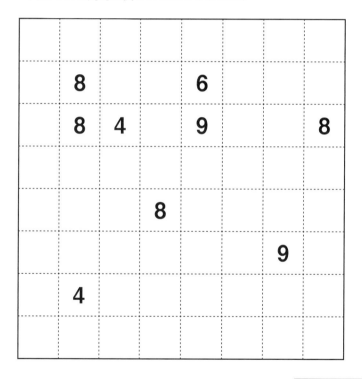

| 解答 | **6** | 四角に分ける |

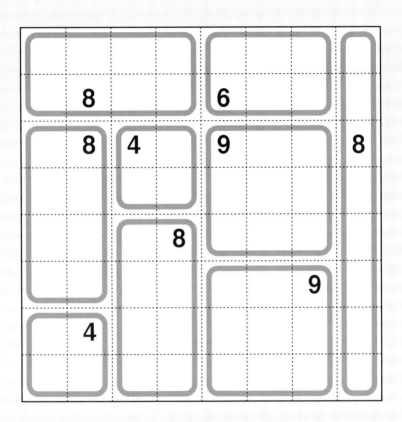

解説

数が大きいものから考えていきましょう。

● 次の4つの数字に、＋－×÷を使って、10をつくりましょう。
ただし、以下のルールに従ってください。
  ・4つの数字はそのままの順番で計算します。
  ・＋－より×÷の計算が優先されます。

① 3 ☐ 3 ☐ 7 ☐ 7 = 10

② 2 ☐ 9 ☐ 9 ☐ 1 = 10

③ 4 ☐ 4 ☐ 1 ☐ 8 = 10

④ 3 ☐ 8 ☐ 7 ☐ 7 = 10

⑤ 5 ☐ 9 ☐ 6 ☐ 2 = 10

正答数 ／5

① $3 \boxed{\times} 3 \boxed{+} 7 \boxed{\div} 7 = 10$

② $2 \boxed{\times} 9 \boxed{-} 9 \boxed{+} 1 = 10$

③ $4 \boxed{\div} 4 \boxed{+} 1 \boxed{+} 8 = 10$

④ $3 \boxed{\times} 8 \boxed{-} 7 \boxed{-} 7 = 10$

⑤ $5 \boxed{+} 9 \boxed{-} 6 \boxed{+} 2 = 10$

解 説

① 「3×3」と「7÷7」が優先され、最後に「9+1」の計算
をします。

● 次の4つの数字に、＋－×÷を使って、10をつくりましょう。
ただし、以下のルールに従ってください。
　・4つの数字はそのままの順番で計算します。
　・＋－より×÷の計算が優先されます。

① 5 ☐ 3 ☐ 15 ☐ 3 = 10

② 4 ☐ 20 ☐ 5 ☐ 2 = 10

③ 15 ☐ 4 ☐ 27 ☐ 3 = 10

④ 24 ☐ 2 ☐ 14 ☐ 7 = 10

⑤ 16 ☐ 36 ☐ 9 ☐ 10 = 10

正答数　／5

① $5 \times 3 - 15 \div 3 = 10$

② $4 + 20 \div 5 + 2 = 10$

③ $15 + 4 - 27 \div 3 = 10$

④ $24 \div 2 - 14 \div 7 = 10$

⑤ $16 + 36 \div 9 - 10 = 10$

解説

わり算はあまりがでない数の組み合わせの箇所にしか入らないことに気をつけましょう。

● 次の 4 つの数字に、＋－×÷を使って、10 をつくりましょう。
ただし、以下のルールに従ってください。
 ・4 つの数字はそのままの順番で計算します。
 ・＋－より×÷の計算が優先されます。

① 31 ☐ 17 ☐ 15 ☐ 23 = 10

② 25 ☐ 14 ☐ 10 ☐ 25 = 10

③ 96 ☐ 16 ☐ 15 ☐ 80 = 10

④ 34 ☐ 12 ☐ 32 ☐ 16 = 10

⑤ 90 ☐ 14 ☐ 35 ☐ 26 = 10

正答数
/5

① 31 $+$ 17 $-$ 15 $-$ 23 = 10

② 25 $\times$ 14 $\div$ 10 $-$ 25 = 10

③ 96 $\div$ 16 $\times$ 15 $-$ 80 = 10

④ 34 $-$ 12 $\times$ 32 $\div$ 16 = 10

⑤ 90 $\times$ 14 $\div$ 35 $-$ 26 = 10

数字にまつわるクイズ　　　　▶解答はP190

1989(平成元)年10月当時と2019(令和元)年10月当時の郵便ハガキの値段の差は、次のうちどれでしょう。

① 11円　② 22円　③ 33円　④ 44円

● 図のような位置から道にそって転がしていくと、■の位置では、サイコロの下の面の数はいくつですか。

①

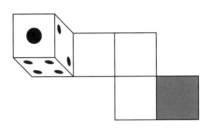

答え ▶

②

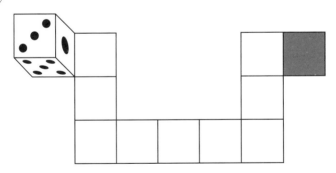

答え ▶

正答数 ／2

①

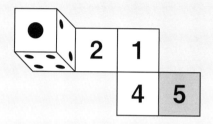

答え▶ **5**

②

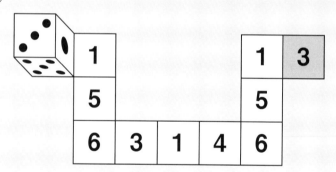

答え▶ **3**

> 解説
>
> 向かい合う面の和は「7」です。「1と6」「2と5」「3と4」の
> 組み合わせに注意しながら解いてみましょう。

● 図のような位置から道にそって転がしていくと、■ の位置では、
サイコロの<u>下の面の数</u>はいくつですか。

①

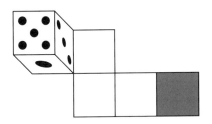

答え ▶

②

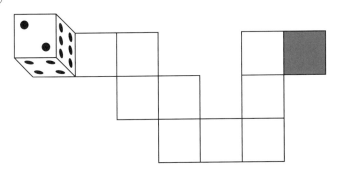

答え ▶

正答数 / 2

123

①

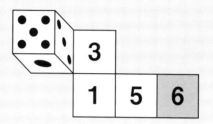

答え▶　**6**

②

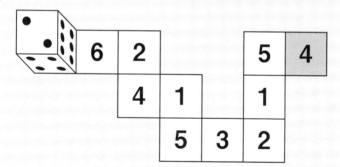

答え▶　**4**

 解説

展開図を考えながら解いてみましょう。

● 図のような位置から道にそって転がしていくと、■の位置では、サイコロの下の面の数はいくつですか。

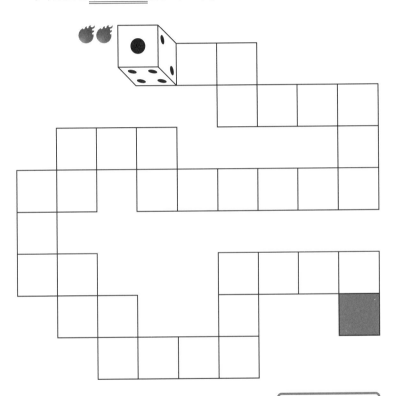

答え ▶

				●		2	1		
						4	5	3	2
	1	2	6						6
5	3		3	5	4	2	3	5
6								
2	3				6	4	1	3
	1	5			5			5
	4	6	3	1				

答え▶ **5**

解説

縦・横に1つ飛ばしたマスどうしをたすと「7」になることに気をつけましょう。

● 図のような位置から道にそって転がしていくと、■ の位置では、サイコロの<u>上の面</u>の数はいくつですか。

①

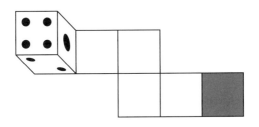

答え▶

②

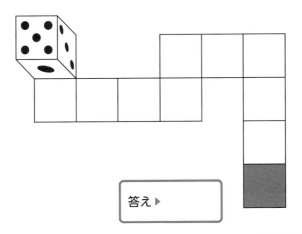

答え▶

①

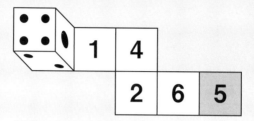

1	4	

2 | 6 | 5 |

答え▶ **2**

②

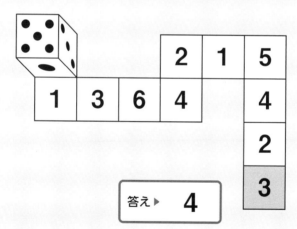

			2	1	5
1	3	6	4		4
					2
					3

答え▶ **4**

💡 解説

上の面と下の面をたすと「7」になることから、上の面の数を考え
ましょう。

問題 5 サイコロころころ

● 図のような位置から道にそって転がしていくと、▇の位置では、サイコロの上の面の数はいくつですか。

①

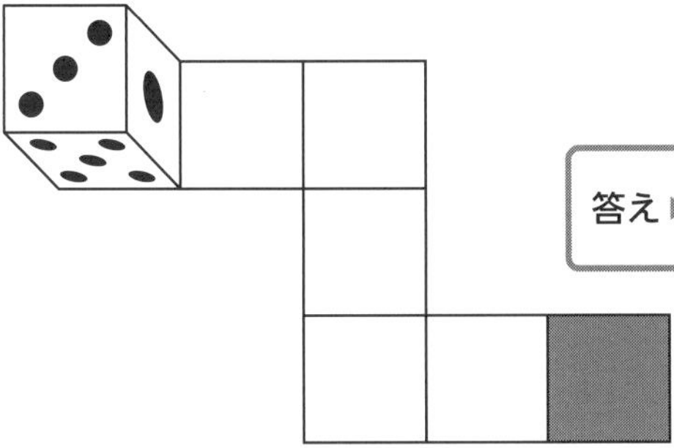

答え▶

②

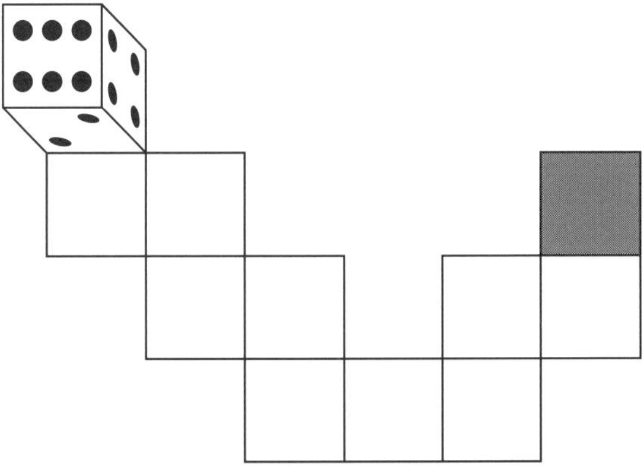

答え▶

正答数 ／2

①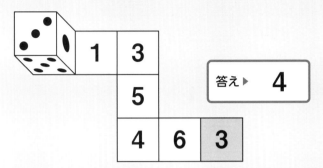

答え▶ **4**

②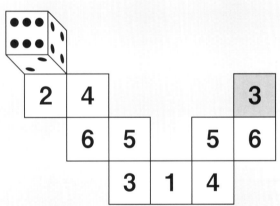

答え▶ **4**

数字にまつわるクイズ　　　　　　▶解答は P190

月の重力は地球の重力に比べておよそどれくらいでしょう。

① 3分の1　② 4分の1　③ 6分の1　④ 8分の1

● 図のような位置から道にそって転がしていくと、■の位置では、サイコロの<u>上の面の数</u>はいくつですか。

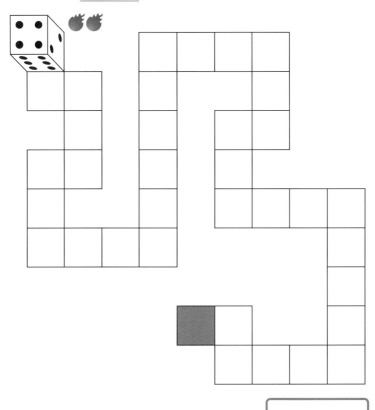

答え ▶

解答 6 サイコロころころ

3 1 4 6
6 2 2 2
4 4 4 1
6 5 5 5
3 3 3 1 4 6
1 5 6 2 2
1
6 5 5
3 1 4 6

答え▶ 1

数字にまつわるクイズ

▶解答はP190

100円玉の直径は次のうちどれでしょう。

① 12.6mm　② 16.6mm　③ 22.6mm　④ 26.6mm

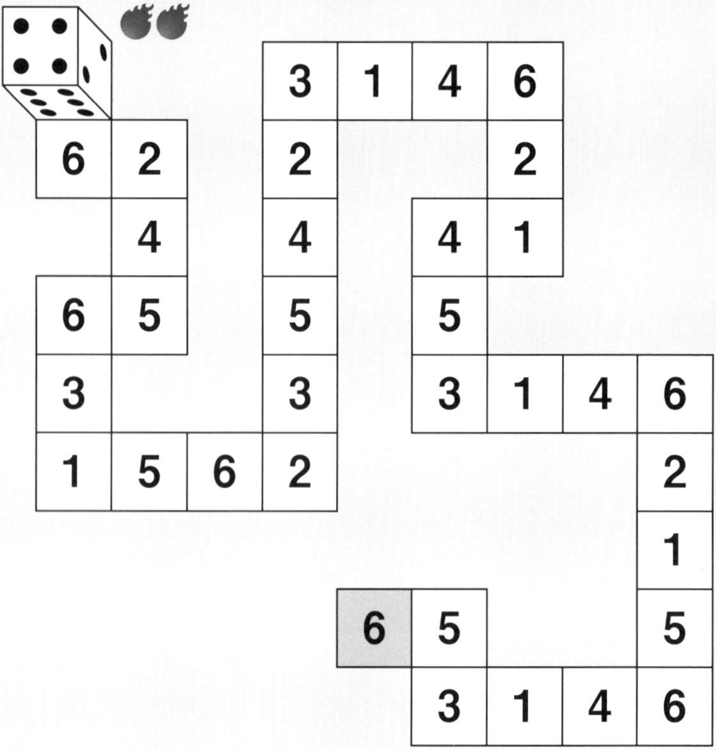

① 次の6枚のカードから、最大公約数が 16 になる2桁の数の組み合わせを、2つ選び答えましょう。ただし、同じ数字のカードを2回使うことはできません。

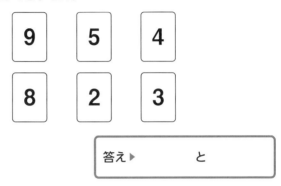

答え▶　　　　と

② 次の6枚のカードから、最大公約数が 18 になる2桁の数の組み合わせを、2つ選び答えましょう。ただし、同じ数字のカードを2回使うことはできません。

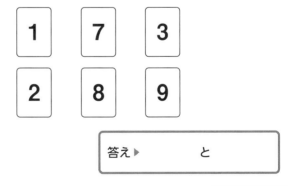

答え▶　　　　と

正答数 ／2

①

| 9 | 5 | 4 |
| 8 | 2 | 3 |

答え▶ **32** と **48**

②

| 1 | 7 | 3 |
| 2 | 8 | 9 |

答え▶ **18** と **72**

解 説

2つ以上の整数において、そのいずれもわり切る整数を公約数といい、公約数の中で最も大きい数を最大公約数といいます。

① 次の6枚のカードから、最大公約数が17になる2桁の数の組み合わせを、2つ選び答えましょう。ただし、同じ数字のカードを2回使うことはできません。

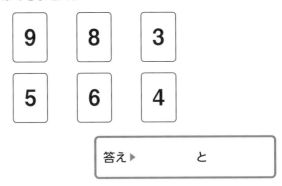

答え▶　　　　　と

② 次の6枚のカードから、最大公約数が13になる2桁の数の組み合わせを、3つ選び答えましょう。ただし、同じ数字のカードを2回使うことはできません。

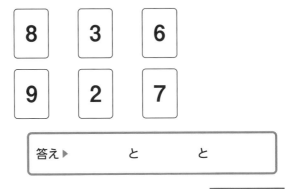

答え▶　　　と　　　と

正答数　　/2

①

| 9 | 8 | 3 |
| 5 | 6 | 4 |

答え▶ **34** と **85**

②

| 8 | 3 | 6 |
| 9 | 2 | 7 |

答え▶ **26** と **39** と **78**

解説

①まず「17」の2桁の倍数を「17、34、51、68、85」と書き出し、カードでつくることができる数を考えましょう。34と68もつくることができますが、この場合は最大公約数が34になります。

問題 3 カードの組み合わせ

① 次の8枚のカードから、最大公約数が14になる2桁の数の組み合わせを、3つ選び答えましょう。ただし、同じ数字のカードを2回使うことはできません。

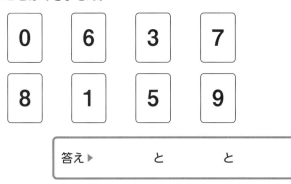

答え▶　　　と　　　　と

② 次の8枚のカードから、最大公約数が18になる2桁の数の組み合わせを、3つ選び答えましょう。ただし、同じ数字のカードを2回使うことはできません。

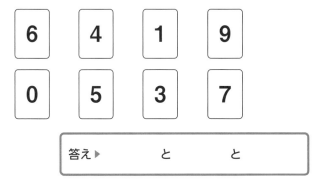

答え▶　　　と　　　　と

正答数　　／2

①

| 0 | 6 | 3 | 7 |
| 8 | 1 | 5 | 9 |

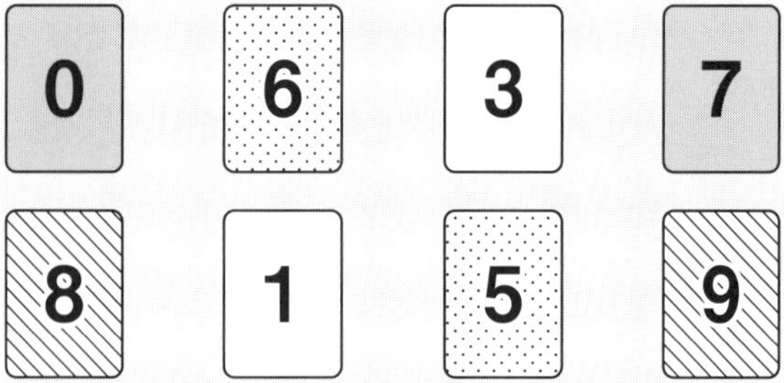

答え▶ **56** と **70** と **98**

②

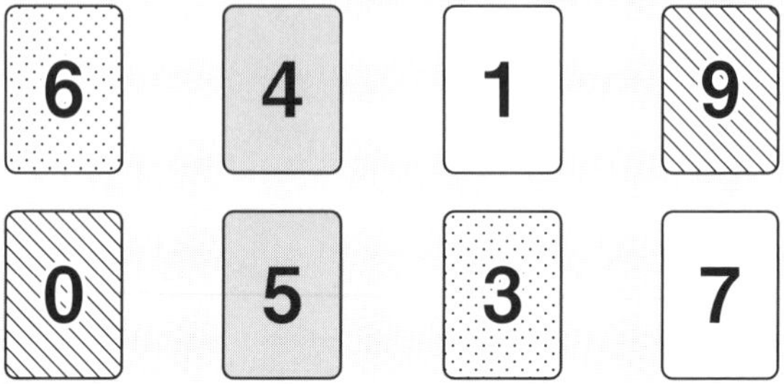

| 6 | 4 | 1 | 9 |
| 0 | 5 | 3 | 7 |

答え▶ **36** と **54** と **90**

解説

①まず「14」の2桁の倍数を「14、28、42、56、70、84、98」と書き出し、カードでつくることができる数を考えましょう。

① 学校を出るときに見た時刻は左下の時計のとおりでした。家について玄関の鏡に映った時計を見ると、右下のようになっていました。下校にかかった時間はどのくらいでしょうか。

学校を出た時間　　　　　　　　　　　　　　家に着いた時間

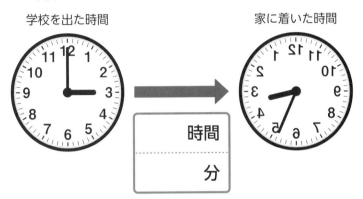

時間

分

② 学校から家までの帰り道、公園で友達と遊んでから家に帰りました。学校から家までは寄り道せずに帰ると 30 分です。寄り道した時間はどのくらいでしょうか。

学校を出た時間　　　　　　　　　　　　　　家に着いた時間

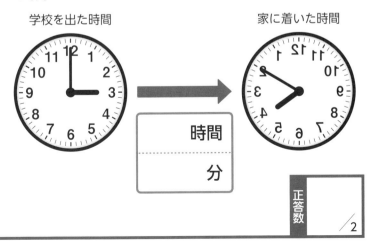

時間

分

正答数 /2

①

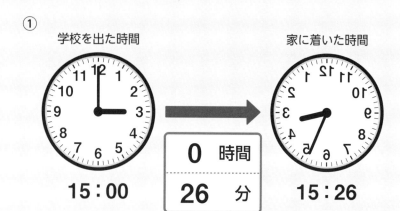

学校を出た時間　　　　　　　　　　　家に着いた時間

15：00　　　　0 時間　　　15：26
　　　　　　　26 分

②

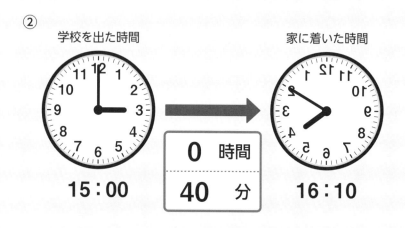

学校を出た時間　　　　　　　　　　　家に着いた時間

15：00　　　　0 時間　　　16：10
　　　　　　　40 分

● 図書館で勉強していた A さんは、時計を見ると左下の時間になっていたので、図書館を出ました。

図書館から家までの帰り道で途中にある薬局に寄りました。薬局を出て、その隣にある本屋にも寄ってから家に帰ることにしました。

家に着いたときに見た時計は、右下の時間になっていました。

図書館から家まではどこにも寄らずにまっすぐ帰ると 35 分で、薬局にいた時間は 15 分でした。

本屋に立ち寄った時間はどのくらいでしょう。

図書館を出た時間   家に着いた時間

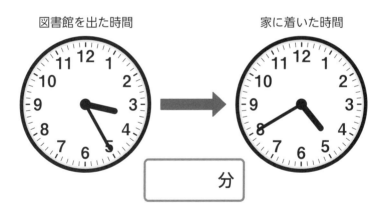

分

正答数　　／1

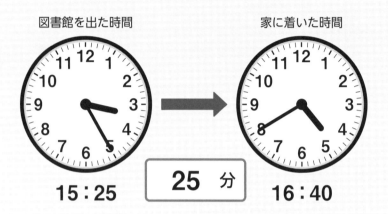

図書館を出た時間　　　　　家に着いた時間

15：25　　　25 分　　　16：40

解説

「図書館から家まではまっすぐ帰ると35分」とあるので、どこにも寄らずにまっすぐ帰宅していれば16：00に家に到着する。

実際に帰宅したのは16：40だったため、寄り道した時間は40分間であることがわかる。

薬局にいたのが15分間なので、40－15＝25、と求める。

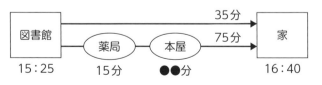

問題 **3**

● 出張先の長崎から、博多駅で寄り道をして家に帰ります。長崎駅を出るときに見た時計は左下の時間でした。長崎駅から博多駅までは高速バスで2時間16分、博多駅から京都駅までは新幹線で2時間44分、また京都駅から家までは車で35分かかります。家に着いたときに見た時計は、右下の時間になっていました。博多駅に滞在していた時間を答えましょう。

ただし、乗り換えにかかる時間は考えないものとします。

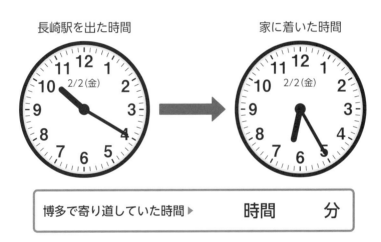

長崎駅を出た時間　　　　　　　　家に着いた時間

博多で寄り道していた時間 ▶	時間　　　分

正答数 ／1

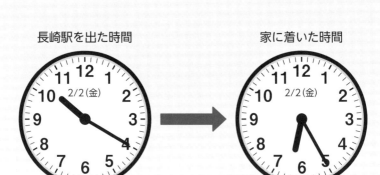

長崎駅を出た時間　　　　　　　　家に着いた時間

10：20　　　　　　　　　　　18：25

博多で寄り道していた時間 ▶ **2** 時間 **30** 分

 解説

左右の時計を読み取ると、長崎駅から家までかかった時間は8時間
5分。

また、高速バス、新幹線、車のそれぞれの所要時間を足すと、5時
間35分。

8時間5分－5時間35分＝2時間30分、と求める。

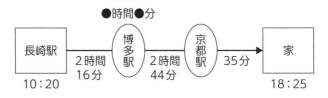

●時間●分

長崎駅		博多駅		京都駅		家
10：20	2時間16分		2時間44分		35分	18：25

問題 4

● 野球場を出て、家の隣にあるコンビニに寄ってから家に帰ります。
徒歩の場合は 14 時 45 分に着く予定でした。しかし、野球場の
前でちょうどタクシーが停まっていたのでこれに乗り、コンビニ
まで行きました。
なお、野球場から家までは寄り道せずに徒歩でまっすぐ帰ると 52
分かかります。
コンビニに寄った時間とタクシーに乗っていた時間を答えましょう。

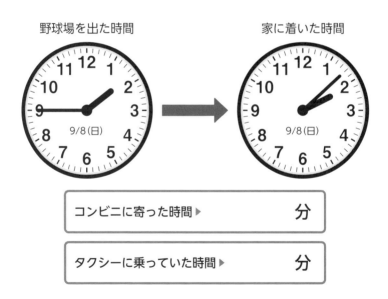

野球場を出た時間　　　　　　　　　家に着いた時間

9/8（日）　　　　　　　　　　9/8（日）

| コンビニに寄った時間 ▶ | 分 |

| タクシーに乗っていた時間 ▶ | 分 |

正答数 /2

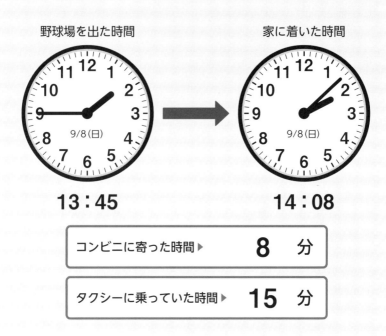

野球場を出た時間

13：45

家に着いた時間

14：08

9/8（日）

| コンビニに寄った時間 ▶ | **8** 分 |

| タクシーに乗っていた時間 ▶ | **15** 分 |

解説

13：45に野球場を出発して、コンビニへ寄って14：45に家に着く予定であったことから、かかった時間は1時間とわかります。そこから、コンビニに寄った時間は「1時間－52分＝8分」と考えられます。

また、タクシーに乗ってコンビニに寄り道して帰るのに要した時間は「2時8分－1時45分＝23分」だったため、タクシーに乗っていた時間は「23分－8分＝15分」とわかります。

● あみだくじのルールに従って下までたどり着いたときの数字が 12 になるのは、A〜Gのどの位置から始めたときでしょうか。

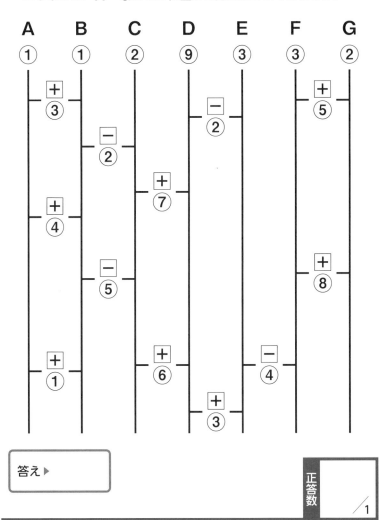

答え ▶

正答数　　／1

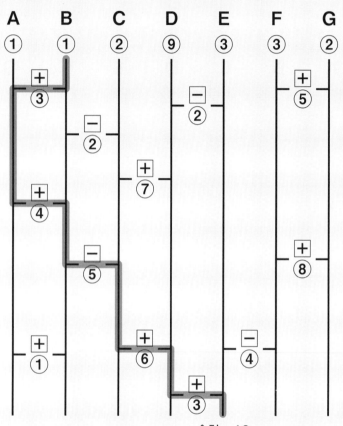

A B C D E F G
① ① ② ⑨ ③ ③ ②

合計：12

答え▶ **B**

解説

あみだくじは、上の方向には戻らないので注意しましょう。

● あみだくじのルールに従って下までたどり着いたときの数字が 15 になるのは、A〜Gのどの位置から始めたときでしょうか。

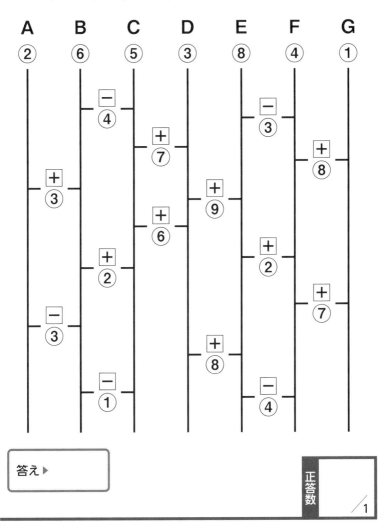

答え ▶

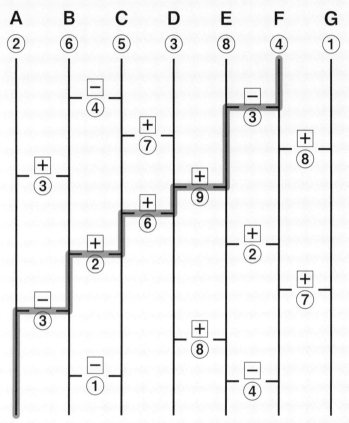

A	B	C	D	E	F	G
②	⑥	⑤	③	⑧	④	①

合計：15

答え ▶ **F**

解 説

「たし算」なのか「ひき算」なのか間違わないように注意しましょう。

● あみだくじのルールに従って下までたどり着いたときの数字が 24 になるのは、A〜Gのどの位置から始めたときでしょうか。

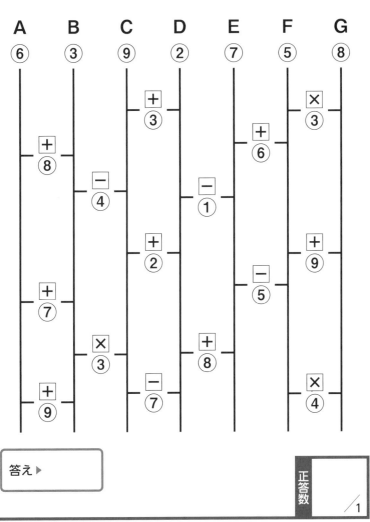

答え▶

正答数 ／1

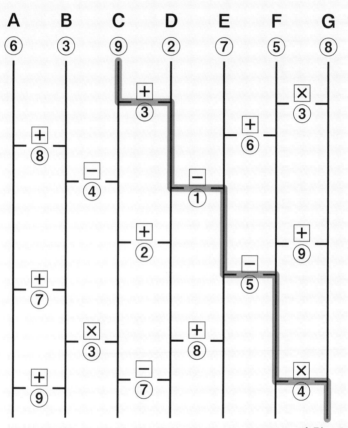

A	B	C	D	E	F	G
⑥	③	⑨	②	⑦	⑤	⑧

合計：24

答え ▶ **C**

解 説

「かけ算」もあるので、気をつけて計算しましょう。

● あみだくじのルールに従って下までたどり着いたときの数字が 66 になるのは、**A**〜**G**のどの位置から始めたときでしょうか。

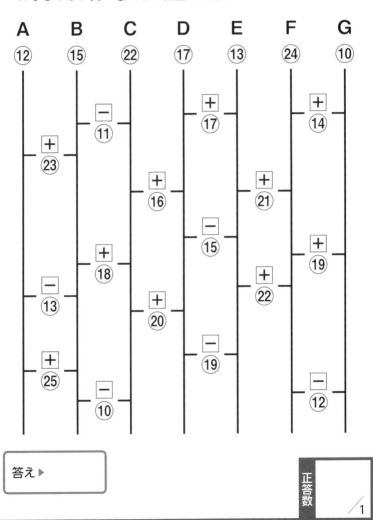

A	B	C	D	E	F	G
⑫	⑮	㉒	⑰	⑬	㉔	⑩

答え ▶

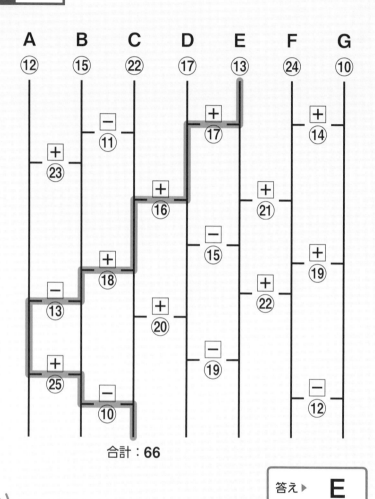

合計：**66**

答え ▶　**E**

解　説

先に「ひき算」を計算した方が、暗算しやすい箇所があります。

● あみだくじのルールに従って下までたどり着いたときの数字が 30 になるのは、**A**～**G**のどの位置から始めたときでしょうか。

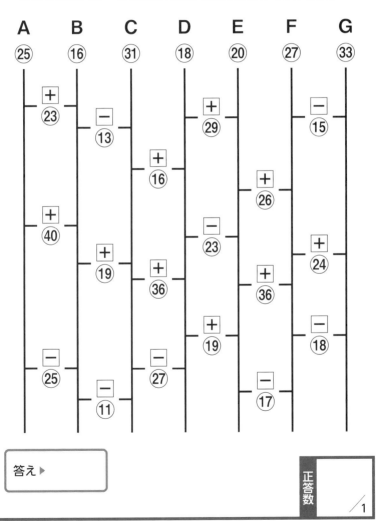

答え ▶

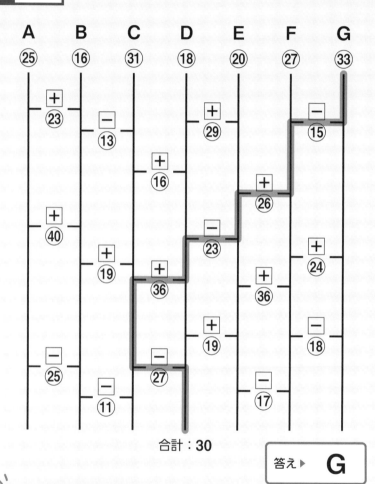

A	B	C	D	E	F	G
㉕	⑯	㉛	⑱	⑳	㉗	㉝

＋㉓

－⑬

＋㉙

－⑮

＋⑯

＋㉖

＋㊵

－㉓

＋⑲

＋㊱

＋㉔

＋㊱

－㉕

＋⑲

－⑱

－⑪

－㉗

－⑰

合計：30

答え▶ **G**

▶解答はP191

数字にまつわるクイズ

富士山の高さは何mでしょう。

① 2889m　② 3155m　③ 3776m　④ 4121m

● あみだくじのルールに従って下までたどり着いたときの数字が 33 になるのは、**A**〜**G**のどの位置から始めたときでしょうか。

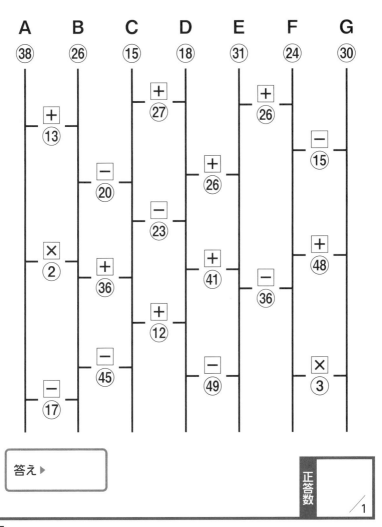

A	B	C	D	E	F	G
㊳	㉖	⑮	⑱	㉛	㉔	㉚

答え ▶

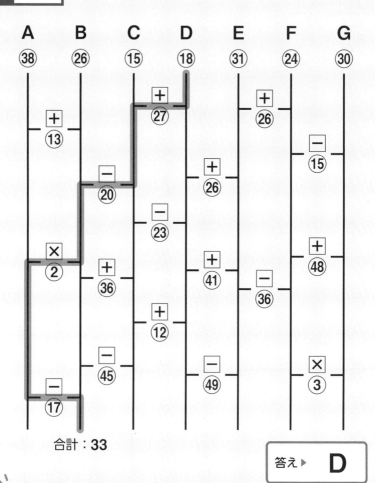

A	B	C	D	E	F	G
㊳	㉖	⑮	⑱	㉛	㉔	㉚

合計：**33**

答え▶ **D**

▶解答はP191

数字にまつわるクイズ

エベレストの高さは何mでしょう。

① 7572m　　② 8849m　　③ 9005m　　④ 9528m

● 「スタート」から「ゴール」までの数字の合計が 10 になるように
道を通りましょう。ただし、同じ場所は 1 回しか通れません。

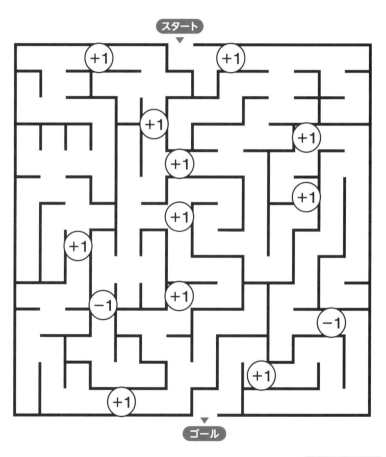

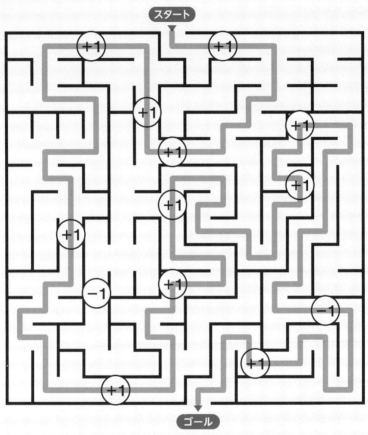

スタート

ゴール

合計：10

解説

頭の中で計算するのが難しい場合は、上の図のように書き込んでみましょう。

● 「スタート」から「ゴール」までの数字の合計が 10 になるように道を通りましょう。ただし、同じ場所は 1 回しか通れません。

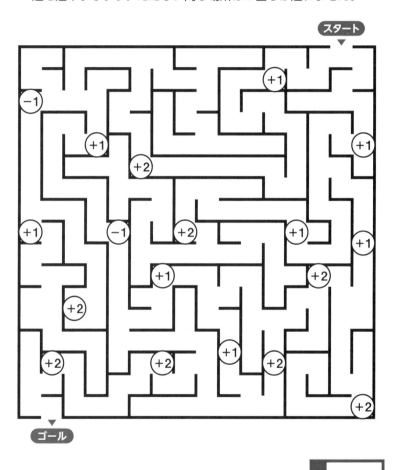

正答数 ／1

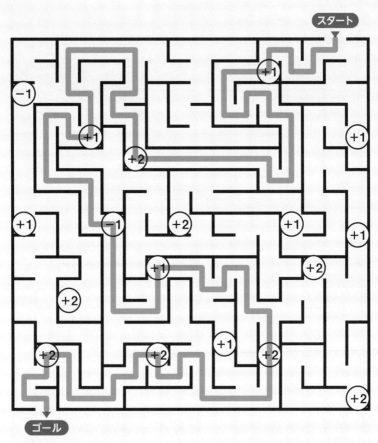

スタート

−1
+1
+2
+1
+1
+1
−1
+2
+1
+2
+1
+2
+2
+1
+2
+2
+2

ゴール

合計：10

💡 解説

ひき算の計算があることに気をつけて進みましょう。

● 「スタート」から「ゴール」までの数字の合計が 10 になるように
　道を通りましょう。ただし、同じ場所は 1 回しか通れません。

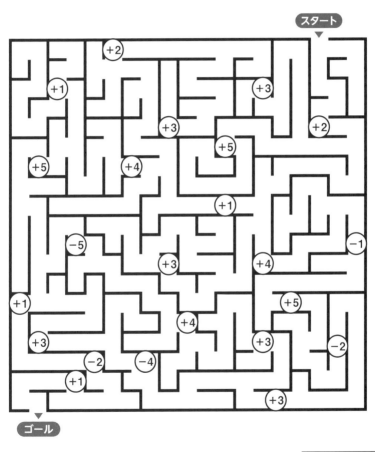

スタート

ゴール

正答数 /1

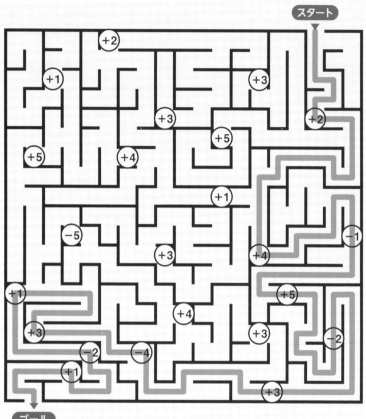

スタート

ゴール

合計：**10**

数字にまつわるクイズ

▶解答はP191

マリアナ海溝の最深部はおよそ何mでしょう。

① 6500m ② 8500m ③ 9500m ④ 11000m

● 「スタート」から「ゴール」までの数字の合計が 10 になるように
　道を通りましょう。ただし、同じ場所は 1 回しか通れません。

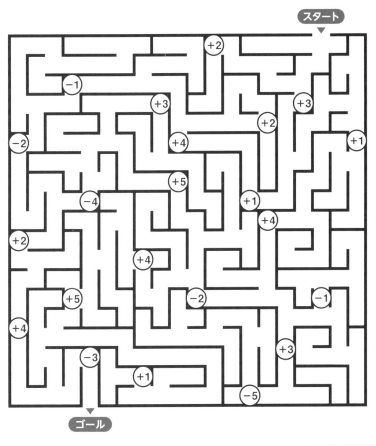

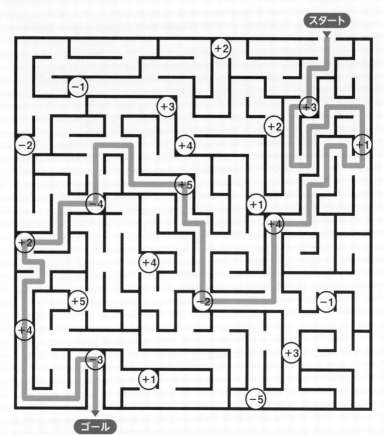

合計：**10**

▶解答はP191

数字にまつわるクイズ

自然の山として日本一低い山である弁天山（徳島県）の標高はおよそ何mでしょう。

① 6.1m　　② 15.3m　　③ 24.5m　　④ 31.4m

● ◯の中の数字だけをたした数と、●の中の数字だけをたした数は、それぞれいくつになるでしょうか。ただし、右下にあるコマをマスの空欄に入れ、リバーシのルールに則ってひっくり返したあとの数を数えることとします。

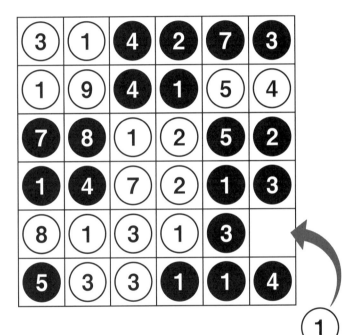

◯の合計 ▶	●の合計 ▶

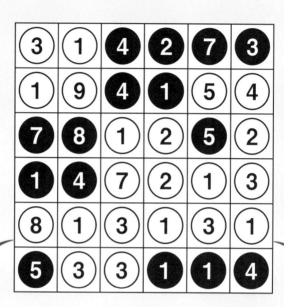

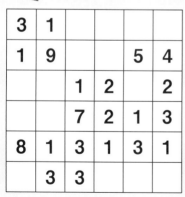

3	1				
1	9			5	4
		1	2		2
		7	2	1	3
8	1	3	1	3	1
	3	3			

○の合計 ▶ **64**

			4	2	7	3

●の合計 ▶ **57**

● ◯ の中の数字だけをたした数と、● の中の数字だけをたした数は、それぞれいくつになるでしょうか。ただし、右下にあるコマをマスの空欄に入れ、リバーシのルールに則ってひっくり返したあとの数を数えることとします。

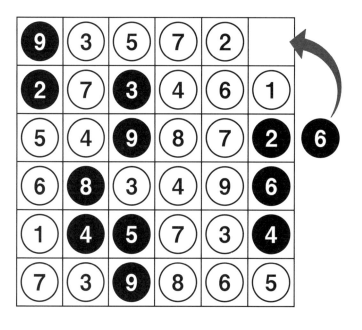

◯ の合計 ▶	● の合計 ▶

正答数 ／2

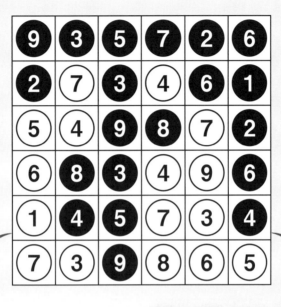

○の合計 ▶ **86**

●の合計 ▶ **102**

● ○の中の数字だけをたした数と、●の中の数字だけをたした数は、それぞれいくつになるでしょうか。ただし、下にあるコマをマスの空欄に入れ、リバーシのルールに則ってひっくり返したあとの数を数えることとします。

●27	○19	○32	●24	○35	○17
●13	○18	●31	●17	●18	○22
○21	○25	●16	○31	●30	●18
○25	●11	○28	○25	○29	●21
●19	●14	○10	○11	○31	○23
●34	○13		○16	●14	○12

●15

○の合計▶　　　　　●の合計▶

27	19	32	24	35	17
13	18	31	17	18	22
21	25	16	31	30	18
25	11	28	25	29	21
19	14	10	11	31	23
34	13	15	16	14	12

	19	32		35	17
	18				22
21	25		31		
25			25		
				31	23
					12

○の合計 ▶ **336**

27			24		
13		31	17	18	
		16		30	18
	11	28		29	21
19	14	10	11		
34	13	15	16	14	

●の合計 ▶ **429**

● ◯の中の数字だけをたした数と、●の中の数字だけをたした数は、それぞれいくつになるでしょうか。ただし、右下にあるコマをマスの空欄に入れ、リバーシのルールに則ってひっくり返したあとの数を数えることとします。

(24)	(13)	32	27	(32)	40
40	26	37	44	16	12
(23)	26	29	32	37	42
(34)	21	(13)	18	21	(35)
17	35	(26)	26	33	45
30	(19)	50	32	13	

(42)

◯の合計 ▶	●の合計 ▶

正答数 ／2

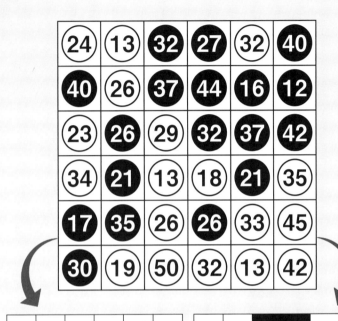

24	13			32	
	26				
23		29			
34		13	18		35
		26		33	45
	19	50	32	13	42

| ○の合計 ▶ **507** |

		32	27		40
40		37	44	16	12
	26		32	37	42
	21			21	
17	35		26		
30					

| ●の合計 ▶ **535** |

● ○の中の数字だけをたした数と、●の中の数字だけをたした数は、それぞれいくつになるでしょうか。ただし、空欄に順番に指定の色の数を入れ、リバーシのルールに則ってひっくり返したあとの数を数えることとします。

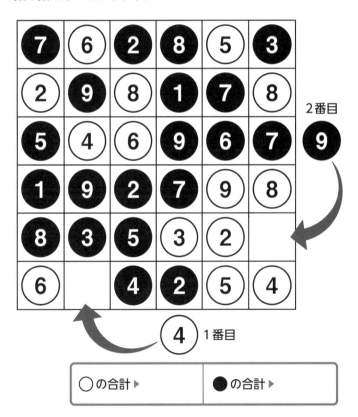

2番目

1番目

○の合計 ▶	●の合計 ▶

正答数 ／2

175

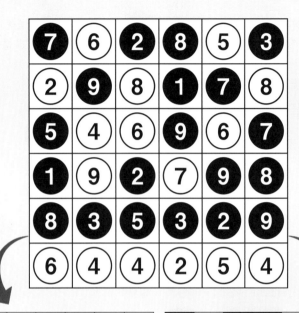

	6			5	
2		8			8
	4	6		6	
	9		7		
6	4	4	2	5	4

7		2	8		3
	9		1	7	
5			9		7
1		2		9	8
8	3	5	3	2	9

〇の合計 ▶ **86**

●の合計 ▶ **108**

● ○ の中の数字だけをたした数と、● の中の数字だけをたした数は、それぞれいくつになるでしょうか。ただし、空欄に順番に指定の色の数を入れ、リバーシのルールに則ってひっくり返したあとの数を数えることとします。

1番目

						1番目
(43)	●23	●17	●43	(15)	●26	(23)
(27)	●50	●29	●21	●32		
(33)	(22)	(26)	●39	●36	●29	
(46)	●13	(34)	●25	(47)	(38)	
●18	●32	(28)	●19	(22)		
(25)	(44)	●35	●24	●18	(40)	

2番目 ●37

○ の合計 ▶	● の合計 ▶

正答数　／2

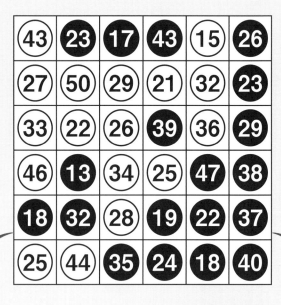

43				15	
27	50	29	21	32	
33	22	26		36	
46		34	25		
		28			
25	44				

○の合計 ▶ **536**

	23	17	43		26
					23
			39		29
	13			47	38
18	32		19	22	37
		35	24	18	40

●の合計 ▶ **543**

● 次の①～⑤の単位を計算してみましょう。
ただし、解答欄に沿った答え方をするようにします。

① **8** cm + **33** mm =

> 解答欄 ▶   cm

② **150** cc + **1.5** L =

> 解答欄 ▶   L

③ **10** 年 + **13** か月 =

> 解答欄 ▶   か月

④ **11** ドル + **950** セント =

> 解答欄 ▶   ドル

⑤ **6** ダース + **2** グロス =

> 解答欄 ▶   グロス

正答数   /5

① **8**cm + **33**mm =

> 解答欄 ▶ **11.3** cm

② **150**cc + **1.5**L =

> 解答欄 ▶ **1.65** L

③ **10**年 + **13**か月 =

> 解答欄 ▶ **133** か月

④ **11**ドル + **950**セント =

> 解答欄 ▶ **20.5** ドル

⑤ **6**ダース + **2**グロス =

> 解答欄 ▶ **2.5** グロス

解 説

④　1ドル＝100セント。

⑤　ダース＝12の倍数。グロス＝12ダースの倍数。

● 次の①〜⑤の単位を計算してみましょう。
ただし、解答欄に沿った答え方をするようにします。

① 0.25 km + 7800 cm =

解答欄 ▶ 　　　　　　　　　　km

② 2.5ダース + 4.5グロス =

解答欄 ▶ 　　　　　　　　　　個

③ 3.5日間 + 36時間 =

解答欄 ▶ 　　　　　　　　　　日間

④ 2.3L + 79dL =

解答欄 ▶ 　　　　　　　　　　mL

⑤ 4m^2 + 3000cm^2 =

解答欄 ▶ 　　　　　　　　　　m^2

ヒント ④ 1 dL = 100mL。

正答数 　/5

181

① 0.25 km $+ 7800$ cm $=$

| 解答欄 ▶ | **0.328** | km |

② 2.5 ダース $+ 4.5$ グロス $=$

| 解答欄 ▶ | **678** | 個 |

③ 3.5 日間 $+ 36$ 時間 $=$

| 解答欄 ▶ | **5** | 日間 |

④ 2.3 L $+ 79$ dL $=$

| 解答欄 ▶ | **10200** | mL |

⑤ 4 m^2 $+ 3000$ cm^2 $=$

| 解答欄 ▶ | **4.3** | m^2 |

解 説

④ 1dL $=$ 100mLなので、79dL $=$ 7900mL（7.9L）。

⑤ 1m^2 $=$ 10000cm^2　よって、3000cm^2 $=$ 0.3m^2。

問題 3

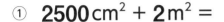

● 次の①〜⑤の単位を計算してみましょう。
ただし、解答欄に沿った答え方をするようにします。

① $2500\,\text{cm}^2 + 2\,\text{m}^2 =$

> 解答欄 ▶ _____ cm²

② $15分 + 3時間 =$

> 解答欄 ▶ _____ 時間

③ $4\,\text{dL} + 5.8\,\text{L} =$

> 解答欄 ▶ _____ L

④ $34パーセント + 2割 =$

> 解答欄 ▶ _____ パーセント

⑤ $100\text{M}ヘルツ + 2\text{G}ヘルツ$

> 解答欄 ▶ _____ G ヘルツ

ヒント ⑤ 1 G（ギガ）ヘルツ＝1000M（メガ）ヘルツ。

正答数 ／5

① **2500 cm² + 2 m² =**

| 解答欄 ▶ | **22500** | cm² |

② **15分 + 3時間 =**

| 解答欄 ▶ | **3.25** | 時間 |

③ **4 dL + 5.8 L =**

| 解答欄 ▶ | **6.2** | L |

④ **34パーセント + 2割 =**

| 解答欄 ▶ | **54** | パーセント |

⑤ **100Mヘルツ + 2Gヘルツ**

| 解答欄 ▶ | **2.1** | Gヘルツ |

 解説

① 1m² = 10000cm²。　⑤ ヘルツ（Hz）は振動数の単位。

● 次の①〜⑤の単位を計算してみましょう。
ただし、解答欄に沿った答え方をするようにします。

① $3650000\,\text{cm}^3 + 4\,\text{m}^3 =$

解答欄 ▶ m^3

② 2.7時間 $+ 144$分 $=$

解答欄 ▶ 時間

③ 6割5分2厘 $+ 28$パーセント $=$

解答欄 ▶ パーセント

④ $78\,\text{cm} + 4$尺 $=$

解答欄 ▶ 約　　　　　cm

⑤ $320\,\text{a} + 58\,\text{ha} =$

解答欄 ▶ ha

ヒント ⑤　$1\,\text{ha}$（ヘクタール）$= 100\,\text{a}$（アール）。

正答数 ／5

① $3650000 \, \text{cm}^3 + 4 \, \text{m}^3 =$

> 解答欄 ▶ **7.65** m^3

② 2.7時間 $+ 144$分 $=$

> 解答欄 ▶ **5.1** 時間

③ 6割5分2厘 $+ 28$パーセント $=$

> 解答欄 ▶ **93.2** パーセント

④ $78 \, \text{cm} + 4$尺 $=$

> 解答欄 ▶ 約 **199.2** cm

⑤ $320 \, \text{a} + 58 \, \text{ha} =$

> 解答欄 ▶ **61.2** ha

解説

② 144分$÷60＝2.4$時間　分を時間にするには60でわります。

④ 1尺＝約30.30cm。

⑤ $1 \, \text{a} = 100 \text{m}^2$。

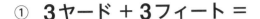

● 次の①〜⑤の単位を計算してみましょう。
ただし、解答欄に沿った答え方をするようにします。

① **3ヤード + 3フィート =**

> 解答欄▶　　　　　　　　フィート

② **250m² + 30a =**

> 解答欄▶　　　　　　　　　　a

③ **48オンス + 7ポンド =**

> 解答欄▶　　　　　　　　ポンド

④ **5フィート + 36インチ =**

> 解答欄▶　　　　　　　　フィート

⑤ **6.2ヤード + 72インチ =**

> 解答欄▶　　　　　　　　ヤード

ヒント　①　1ヤード＝3フィート。
　　　　③　1ポンド＝16オンス。

正答数　／5

187

① **3ヤード + 3フィート =**

| 解答欄 ▶ | **12** | フィート |

② **250m² + 30a =**

| 解答欄 ▶ | **32.5** | a |

③ **48オンス + 7ポンド =**

| 解答欄 ▶ | **10** | ポンド |

④ **5フィート + 36インチ =**

| 解答欄 ▶ | **8** | フィート |

⑤ **6.2ヤード + 72インチ =**

| 解答欄 ▶ | **8.2** | ヤード |

解説

④ 1フィート=12インチ。　⑤ 1ヤード＝36インチ。

P18　解答　④　14000島

2023年2月に国土地理院より、日本の島数は14,125と発表されました。なお、都道府県別では長崎県（1,479島）が最多です。

P30　解答　①　139m

ピラミッドが作られた当時は約146mあったとされていますが、現在は頂上が欠けています。

P34　解答　④　3.75kg

穴の空いた銅銭1000枚を紐で通して（貫いて）まとめた重さを「1貫」としたことが由来です。

P36　解答　③　990m^2

「反」には布の大きさを表すときにも使われ、その場合には、「成人一人分の衣料に要する布の量」＝幅約37cm・長さ約1250cmとされています。

P42　解答　①　0.44km^2

バチカン市国はイタリアのローマ市内にあります。日本でたとえると、東京ディズニーランドより少し小さい面積です。

P44　解答　④　615人（2018年10月　外務省データより）

バチカンに国籍を置いていないがバチカン市国に居住している人（205人）を合わせると820人。

P46　解答　②　秒速約30万km

地球一周が約4万kmであるため、光は1秒で地球を7周半もする速度で進みます。

P48　解答　④　8分19秒

地球と太陽の距離は1億4960万kmです。1億4960万（距離）÷30万（速さ）＝498.6秒＝8分19秒　となります。

P78 解答　②　80m

不動産公正取引協議会連合会の「不動産の表示に関する公正競争規約」で、徒歩1分＝約80mと計算することが決められています。

P82 解答　②　3.927km

「里」の長さは、明治時代に制定された度量衡法で1里＝36町（1町＝約109m）と定められました。

P84 解答　④　38mm

JIS（日本産業規格）とは、日本の産業製品に関する規格や測定法などが定められた日本の国家規格。JISでは、芯の内径は38mm±1mmと定められています。

P86 解答　④　634m

タワーとしては世界で一番高いことから、ギネス世界記録に認定されました。

P120 解答　②　22円

1989（平成元）年は41円で、30年後の2019（令和元）年には63円へと値上がりしました。

P130 解答　③　6分の1

重力の大きさは、天体の質量に比例し、その天体の半径の二乗に反比例します。地球の質量は、月の質量の約81.3倍で、地球の半径は、月の半径の約3.67倍です。月の重力の大きさと、地球の重力の大きさの比は、約6.0倍。つまり、月の重力は地球の重力の約6分の1となります。

P132 解答　③　22.6mm

直径は、1円硬貨→50円硬貨→5円硬貨→100円硬貨→10円硬貨→500円硬貨の順で大きいです。

P156 解答 ③ 3776m

①の2889mは富山県と長野県にまたがる鹿島槍ヶ岳です。

P158 解答 ② 8849m

中国とネパールの国境にあるエベレストは、世界最高峰です。
エベレストはチベット語で「大地の母神」の意の、「チョモランマ」ともいいます。

P164 解答 ④ 11000m

マリアナ諸島の東にあるチャレンジャー海淵が最深部とされています。

P166 解答 ① 6.1m

標高6.1mの弁天山は、約30秒で山頂に到達します。この標高にちなみ、弁天山の山開きは毎年6月1日とされています。

本文イラスト・デザイン・DTP 協力
　　　　　　　株式会社アクト
編集協力　　　株式会社エディット

脳トレ数字クイズ

2024 年 4 月 10 日　初版第 1 刷発行

編　者　　つちや書店編集部
発行者　　佐藤　秀
発行所　　株式会社つちや書店
　　　　　〒 113-0023　東京都文京区向丘 1-8-13
　　　　　電話 03-3816-2071　FAX 03-3816-2072
　　　　　HP http://tsuchiyashoten.co.jp/
　　　　　E-mail info@tsuchiyashoten.co.jp
印刷・製本　　株式会社暁印刷